Birgit Zart

Gelassen durch die Kinderwunschzeit

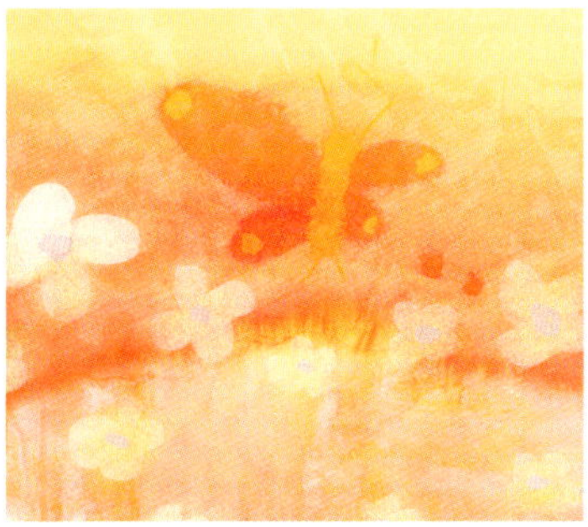

Birgit Zart

Gelassen durch die Kinderwunschzeit

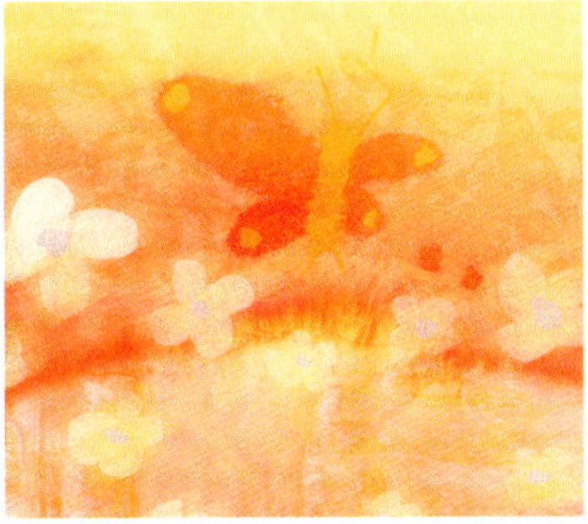

Loslassen lernen und empfangen

ARISTON

Bibliografische Information der Deutschen Bibliothek

Die Deutsche Bibliothek verzeichnet diese Publikation
in der Deutschen Nationalbibliografie; detaillierte bibliografische Daten
sind im Internet unter http://dnb.ddb.de abrufbar.

Textredaktion: Vera Baschlakow
Umschlaggestaltung und Illustrationen: Ulrike M. Bürger
Produktion: Ortrud Müller
Satz: EDV-Fotosatz Huber/Verlagsservice G. Pfeifer, Germering
Druck und Bindung: Druckerei Uhl, Radolfzell am Bodensee
Printed in Germany

ISBN 978-3-7205-2737-8

Inhalt

Vorwort

Seit vielen Jahren arbeite ich mit Frauen in ihrer Kinderwunschzeit. Ich begleite sie ein Stück ihres Weges, manchmal für eine kurze Zeit, manchmal für eine lange. Diese Wege zur Empfängnis sind äußerst unterschiedlich und individuell und können durch naturheilkundliche Therapien unterstützt werden. Es können aber auch Wege sein, bei denen die Reproduktionsmedizin in Anspruch genommen wird.

Für welchen Weg sich ein Paar oder eine Frau auch entscheidet, eines bleibt immer gleich: Neben all den körperlichen Veränderungen und Fortschritten findet immer auch eine seelische und emotionale Entwicklung statt, für die bisher kaum Hilfe angeboten wird. Diese Lücke möchte das Buch schließen. Es ist ein Ratgeber, der Sie durch die Kinderwunschzeit begleitet und Ihnen vor allem dann beistehen soll, wenn sich Ihre Gefühle auf einer Talfahrt befinden, und Sie die Zuversicht oder die Gelassenheit zu verlieren drohen.

Zuversicht und Gelassenheit sind immer abhängig von unserer inneren Einstellung. Diese lässt sich selbst erarbeiten. Wir sind dazu fähig, unsere »Ansichten« zu überprüfen und indem wir unsere inneren Bilder verändern, können wir zu einem bewussten Umgang mit unseren Gefühlen gelangen und diese heilen. Dies bewirkt nicht nur eine Hinwendung zu unserem Wunschkind, sondern schenkt uns ein Stück Lebensqualität.

An dieser Stelle möchte ich Ihnen eine kleine Gebrauchsanweisung für dieses Buch geben:

Falls Ihnen die eine oder andere Übung nicht gleich gelingt, macht das überhaupt nichts. Lassen Sie die Übung einfach aus und lesen Sie dort weiter, wo es Ihnen Spaß macht. Manche Übungen liegen nicht jedem, andere werden Sie später spielend meistern.

Verlassen Sie sich darauf, dass allein das Lesen und »Wiedererkennen« Ihrer eigenen Gefühle bei der Lektüre den einen oder anderen Heilimpuls auslösen wird. Hier geht es nicht darum, womöglich dem Wunschkind zuliebe, um die »Wette« arbeiten zu wollen, sondern vielmehr darum, diese Heilung der Gefühle einfach geschehen zu lassen.

Mit diesem Buch möchte ich Ihnen helfen, behutsamer und bewusster mit Ihren Gefühlen umzugehen. Dabei verbinde ich Erkenntnisse aus der psychologischen Fachdiskussion, die ich Ihnen so erkläre, dass Sie sie selbst anwenden können, und gleichzeitig all mein Wissen um die Gefühlswelt meiner Patientinnen.

Dieses Buch zeigt die verschiedenen und vielfältigen Gefühle, die, wenn sie verletzt sind, einer Empfängnis im Wege stehen können, und es begleitet Sie dabei, solche seelischen Blockaden selbst aufzulösen.

In den letzten Jahren haben sich viele Frauen dafür entschieden, ihre Kinderwunschzeit ausschließlich durch diese emotionale Arbeit zu begleiten. Gleichzeitig unterstütze ich aber Frauen, die sich für eine künstliche Befruchtung entscheiden. Die vielen Erfolgswege waren für mich der Anstoß, dieses Buch zu schreiben.

Birgit Zart

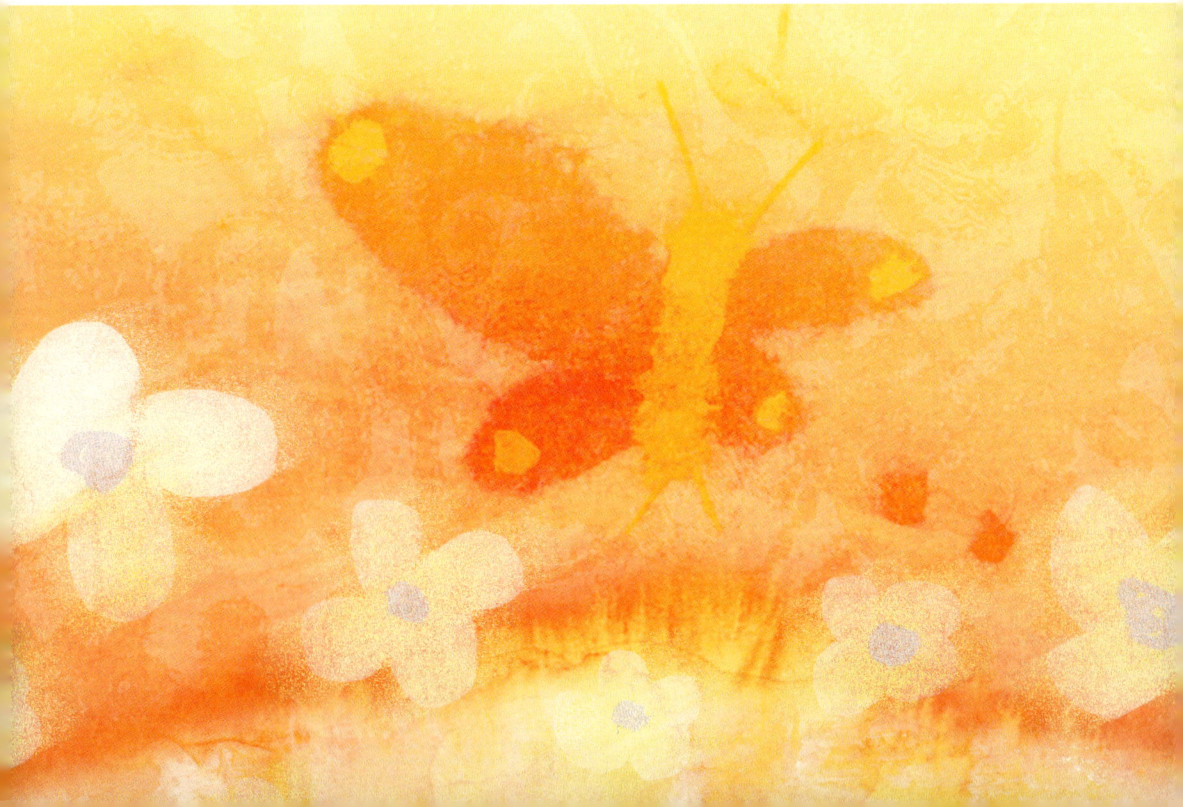

Teil I: Wenn der Kinderwunsch zur Belastung wird

Lebenspläne

Wir alle verfolgen in unserem Leben stets gewisse Pläne. Wir durchlaufen unsere Ausbildung in einem vorgegebenen Muster und nach bestimmten Regeln. Später arbeiten wir uns die berufliche Erfolgsleiter hinauf. Ebenso verfahren wir auch im privaten Bereich: Anfangs mögen wir für unsere erste Wohnungseinrichtung gespart haben, später kam der DVD-Player hinzu, vielleicht eine größere Wohnung oder sogar ein eigenes kleines Traumhäuschen. Ein solches Leben ist relativ gut planbar, unter anderem auch deshalb, weil wir von Kindesbeinen an für diese Funktionsprinzipien geschult sind. Wir wissen: Je größer der Wunsch, desto mehr und härter müssen wir darum kämpfen, arbeiten und sparen. Dies ist ein probates Erfolgsrezept.

Da ist es kein Wunder, wenn wir auch bei unserer Familienplanung nach ebendiesem Rezept vorgehen. Ich darf das einmal ganz grob skizzieren: Erst eine Ausbildung abschließen, einen geeigneten Mann kennen lernen, mit ihm lange genug zusammengelebt zu haben, damit wir sicher sein können, dass er perfekt zu uns passt, dann vielleicht eine Verlobung, später eine Hochzeit – das ist der Anfang unserer kleinen Familie. Und wenn diese Voraussetzungen erfüllt sind, beginnen wir das Nest für den Nachwuchs schon einmal vorzubereiten und suchen nach einer gemeinsamen Wohnung mit einem halben Zimmer mehr als eigentlich benötigt, damit wir nach dem ersten Kind nicht gleich wieder umziehen müssen.

Wir glauben, unser ganzes Leben sei planbar.

Dieses erste Kind planen wir ebenfalls. Es soll nicht zu früh kommen und nicht zu spät, vor allem aber muss dafür alles vorbereitet sein, denn von einem Kind lassen wir uns nicht überraschen. Im Gegenteil, es sollte zu seinem eigenen Besten erst dann das Licht der Welt erblicken, wenn die äußeren Lebensumstände unseren Vorstellungen entsprechen.

Aber insgeheim müssen wir uns auch eingestehen, dass eine solche Familienplanung zahlreiche Haken und Ösen hat, denn wir wissen, dass die Dinge um Glück und Liebe im Grunde keinem Kalkül gehorchen. Wir handeln aber trotzdem so. Selbst wenn der Mann unserer Träume und Familienvater in spe sich nicht einstellen mag, verfolgen wir unser Ziel und suchen einfach weiter nach ihm, wohl wissend, dass erst nach ihm unser Wunschkind folgen wird.

Diese Lebens- und Familienplanung ist die Basis unserer Schwangerschaftsverhütung.

Was sieht eigentlich die Natur für uns vor? Als junge Mädchen haben wir unsere Fortpflanzungsfähigkeit erreicht, lange bevor unser Körper sich vollständig entwickelt hat. Wie alt waren wir, als unser Körper direkt im Anschluss an die Pubertät oder sogar mitten hinein durch die erste Monatsblutung signalisierte: Mein Körper ist jetzt reif, ein Kind zu bekommen. Dies ist die Zeit, in der auch die Warnrufe unserer Mütter und unserer Umgebung laut wurden: »Komm bloß nicht mit einem Kind nach Hause, du verdirbst dir das ganze Leben.« Dies ist die Zeit, in der wir anfingen, eine Schwangerschaft zu verhindern. Damit uns ja kein Kind »angehangen« würde, begannen wir zu »verhüten«.

Ich möchte diese Beobachtung zugespitzter formulieren: Seit unserer Jugendzeit haben wir uns damit auseinander gesetzt, eines Tages Mutter zu werden. Ja, vermutlich fingen wir damit noch viel früher an, als wir stolz, unsere eigenen Mütter nachahmend, den neuen Puppenwagen durch die Straßen schoben, als unser Lieblingsteddy fürsorglich von uns sein erstes Vollbad erhielt oder die schönen langen Haare unserer Barbiepuppe unseren ersten Frisierkünsten zum Opfer fielen. Selbstverständlich in dieser Situation war, dass wir das Kinderkriegen als kleine Mädchen noch unseren Müttern zugedachten. Vom Zeitpunkt unserer ersten Monatsblutung aber änderte sich dies. Jetzt waren wir selbst gefragt. Wir wussten: *Ich* kann nun Mutter sein. Und wir hatten uns gut darauf vorbereitet.

Unsere Familienplanung mag die Verwirklichung dieser Erkenntnis nun noch weit in die Zukunft verschoben haben, das Wissen jedoch und die Zuversicht, ein mütterliches Potenzial in uns zu tragen, blieb und wirkt in uns bis zum heutigen Tag. So schlich sich durch all die folgenden Jahre ein leiser und heimlicher Gedanke: Eines Tages könnte ich Kinder bekommen.

Wir begegneten ihm vielleicht, als mit unserer Jugendliebe unsere Sexualität erwachte. Vielleicht waren wir stolz auf unser erstes festes Gehalt, und ein sehr leiser Gedanke, dass wir ja – rein theoretisch – nun auch ein Kind damit versorgen könnten, hat uns diesen Stolz klammheimlich noch versüßt.

Wo auch immer wir ihm begegnet sind und unabhängig davon, ob wir uns dessen überhaupt bewusst sind: Der Gedanke war da, ganz heimlich, leise und wunderschön.

Wenn wir also nun an einen Punkt in unserem Leben gelangt sind, wo wir uns sagen: Jetzt möchte ich gerne ein Kind haben, dann können wir sicher sein, dass dieser Gedanke in uns gar nicht so neu ist, wie wir vielleicht denken.

Leise Zweifel

Was verändert sich in unserem Leben, nachdem wir, meist gemeinsam mit unserem Partner, entschieden haben, ein Kind zu bekommen? Rein äußerlich vermutlich gar nichts. Innerlich und in unserer Gefühlswelt sieht es jedoch anders aus.

Allein die Freude darüber, dass wir in unserer Lebensplanung nun so weit gekommen sind, uns guten Gewissens zu einem Kind entschlossen zu haben, mag manch einer Frau ein erstes verträumtes Lächeln ins Gesicht zaubern. Verliebte Pläne werden geschmiedet. Und heimlich driftet so mancher noch unverfängliche Gedanke ab in die Zukunft, wenn wir beginnen, sie uns erfüllt mit Kinderlachen und Babyschmusereien vorzustellen. Wir fangen an, uns auf unser Kind einzustellen.

Vieles wird sich ändern. Der zukünftige Papa verabschiedet sich gedanklich vom Traumsportwagen und hält stattdessen vorsichtig Ausschau nach Familienlimousinen, Mama denkt schon einmal darüber nach, wohin der Computer soll, wenn aus dem Büro eines Tages ein Kinderzimmer werden wird. Und verstohlen schauen beide immer wieder in die vielen Kinderwagen in der Fußgängerzone und malen sich aus, wie das sein würde, in naher Zukunft selbst einen zu schieben. Das Allerschönste sind wohl die ersten Stippvisiten in die Babyabteilung von H & M.

Vieles ist noch unklar: Wie wird der Alltag aussehen, wenn wir den ganzen Tag daheim sind und Hausfrau spielen? Wird das Geld ausreichen? Wie lange bleibt man eigentlich zu Hause, ein Babyjahr lang? Wie wird ein Urlaub mit einem Baby sein? Können wir uns einen Babysitter leisten? Werden wir in der Lage sein, die Erziehung des Kindes ebenso gut zu meistern wie all die anderen Dinge in unserem Leben auch?

Derlei Gedanken werden wir uns machen und noch viele weitere. Sie gehören zur ganz romantischen Seite des Kinderwunsches und sind völlig normal, denn so sorgt die Natur dafür, dass wir uns seelisch auf unsere spätere Elternschaft einstellen.

Doch auch andere Gedanken werden uns beschäftigen: Was ist, wenn das Baby nicht gleich kommen wird? Werde ich eine junge Mutter sein oder eher eine ältere? Bin ich überhaupt gesund und fit für ein Baby? Kann ich überhaupt schwanger werden?

Sollten Sie sich diese Gedanken ebenfalls machen oder gemacht haben, dann möchte ich Sie beruhigen: Nahezu jede Frau denkt irgendwann einmal darüber nach, ob sie schwanger werden kann. Ihre Gedanken schweifen dann oft weit zurück in die Vergangenheit und in Lebensabschnitte, in denen es vielleicht Verhütungspannen gegeben hatte, in denen die Verhütung weniger ernst genommen wurde oder gar ganz wegfiel, entlang an den verschiedenen Partnerschaften, hinein in die unterschiedlichen Lebenssituationen.

Manchmal denkt sie zurück bis in die Kindertage, wo sie sich daran erinnert, wie sie darüber nachsann, wie es wohl sei, selber Mutter zu sein oder wie die Mutter oder Verwandte sich über das Mutterwerden äußerten. In meiner Praxis höre ich hierzu sehr oft das eine oder andere Zitat aus der Kindheit, das meine Patientinnen noch sehr genau in Erinnerung haben. »Du wirst einmal eine wundervolle Mutter sein«, kann es da geheißen haben, oder aber: »Bekomm du erst mal selbst Kinder, dann weißt du, wie schwer das ist.«

Selbst eine Frau, die bereits einmal schwanger gewesen war, ihr Kind dann aber nicht austragen konnte, wollte oder durfte, macht sich diese Gedanken. Sie fragt sich nicht nur, ob sie schwanger werden kann, sondern darüber hinaus auch, ob sie ein Kind austragen kann. Hier sehen wir, welch ein sensibles Thema unsere Empfängnisfähigkeit ist. Patientinnen, die eine Fehlgeburt oder Abtreibung hinter sich haben, erzählen mir fast alle von der Angst, die sie in sich tragen, nicht mehr schwanger werden zu können. Hier treffen wir tatsächlich den einen oder anderen Sühnegedanken an. »Hoffentlich werde ich nicht bestraft dafür«, höre ich dann von Frauen, die mit beiden Beinen im Leben stehen und auch sonst keinerlei Hang zum Aberglauben haben. Es sind sehr heimliche Gedanken, aber ich begegne ihnen häufig. Es wundert mich wirklich, dass sich derlei Gedankengänge noch immer halten, umso schlimmer, wenn Frauen sich damit herumplagen. Sollte also auch bei Ihnen eine solche Frage, und sei sie noch so klein, herumspuken, dann sagen Sie sich immer: Damit sind Sie nicht allein. Und beantworten Sie sie am besten gleich selbst mit: »Nein, eine solche Strafe gibt es nicht!«

Auch eine Fehlgeburt lässt keinerlei Vorhersagen über eine weitere Schwangerschaft zu.

Wir merken uns also: Fehlgeburten oder Abtreibungen haben langfristig keine Auswirkungen auf unsere Empfängnisfähigkeit.

In dem Augenblick, da eine Frau sich für ein Kind entscheidet, kann sie getrost davon ausgehen, dass sie auch eines haben wird! Doch dazu später.

Ich weiß, wenn ich jetzt diesen nächsten Satz nicht für Sie aufschreibe, dann sprechen Sie ihn mit Sicherheit selbst aus: »Ja, aber kein Mensch kann mir sagen, wann oder wie das sein wird!«

Stimmt! Kein Mensch kann das sagen. Niemand kann das. Und spätestens an dieser Stelle begreifen wir die Unsicherheit unserer Familienplanung in ihrem ganzen Umfang. Niemand kann vorhersagen, wann wir unser Baby im Arm halten werden, weil Kinder nicht wirklich planbar sind.

In diesem Buch wird es um Gelassenheit gehen. Und um Geduld. Gelassen und geduldig zu sein sind gute Voraussetzungen für eine Empfängnis. Wenn wir aber weiterhin unser Kind »planen«, dann werden wir womöglich unser Ziel nicht erreichen. Dadurch geraten wir in eine quälende emotionale Situation, denn wir werden es mit der Angst zu tun bekommen. Und die können wir in der Kinderwunschzeit am wenigsten gebrauchen. Bleibt also nur eine logische Konsequenz: Wir verzichten jetzt auf das Planen und versuchen es mit Hingabe und Hinbewegung. Ich werde darauf später noch ausführlicher eingehen.

Betrachten wir nun weiter unsere Frau, unseren Mann, die längst »ja« zum Kind gesagt haben, und sich gedanklich schon zu ihrem kleinen Nachwuchs »hinbewegen«, die »ja« gesagt haben zur Aussicht darauf, bald Eltern zu werden. Sie sind am Anfang ihrer Kinderwunschzeit und damit in einer Zeit der Vorfreude!

Partnerschaft und Sexualität werden in dieser Zeit meist noch romantischer, als sie es ohnehin schon waren. All die schönen Dinge der Gemeinsamkeit bekommen noch mehr Bedeutung und Aufmerksamkeit, und das Liebesspiel bekommt die Krone der potenziellen Empfängnis verliehen.

Hier gesellt sich zur vorhandenen Verbundenheit zueinander die uns tief berührende Sehnsucht nach unserem Baby. Aus dem Bauch der Frau wird ein wundervoller Hoffnungsträger.

Früher sagte man, die schwangeren Frauen seien guter Hoffnung. Und Hoffnung ist es, die sich nun zu uns gesellt hat. So ist es doch, nicht wahr? Wir hoffen. Ganz besonders in der Zeit nach dem Eisprung tun wir das. Wir achten sehr genau auf unseren Körper, auf jede kleinste Veränderung der Brüste, des Bauches, der Vaginalbeschaffenheit und des Cervixschleimes, auf unseren Appetit, unsere Launen und Befindlichkeiten. Wir hoffen auf das Ausbleiben der Monatsblutung, dem ersten aussagekräftigeren Hinweis unseres Körpers auf eine bestehende Schwangerschaft. Und möglicherweise kaufen wir die zahlreichen Schwangerschaftstests lieber in der Drogerie, damit die Apothekerin uns unsere Hoffnung nicht an der Nasenspitze ansehen kann und sich auf unsere häufigen Besuche ihren eigenen Reim macht. Wie schade, dass die Schwangerschaftsfrühzeichen den Vorboten der Monatsblutung sehr ähnlich sind, und wie schade auch, dass man aus all den Büchern, die sie genauestens beschreiben, am Ende zwar schlau geworden ist, aber dennoch keine Gewissheit hat.

Eine Zeit der Hoffnung!

Bis wir eine Gewissheit haben, bleibt unsere gute Hoffnung einfach nur das, was sie ist – eine Hoffnung.

Und die verlässt uns jäh, wenn der Schwangerschaftstest negativ ausfällt oder die Menstruation einsetzt. Manchmal frage ich mich, wie viele heimliche Tränen in den Badezimmern wohl geweint werden, allein für das Dahingehen dieser guten Hoffnung beim Einsetzen der Blutung oder über einem Test-Set, der den ersehnten rosaroten oder himmelblauen Streifen einfach nicht anzeigen will. Das tut furchtbar weh! Wir haben es mit einem großen emotionalen Schmerz zu tun, mit dem wir allein gelassen sind.

Das ist nicht »ärgerlich« oder »schade«, sondern es ist Trauer, die wir hier erleben.

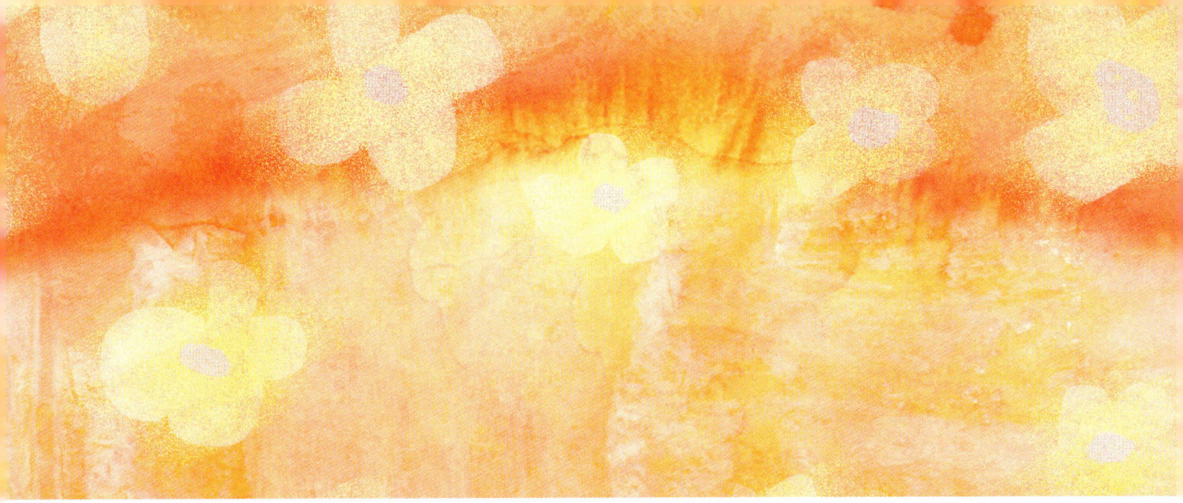

Wir weinen nicht etwa, weil wir etwas nicht bekommen, was wir uns so inständig wünschen, sondern weil in uns ein Mechanismus wirkt, der nun nicht mehr aufzuhalten oder zurückzunehmen ist. Von dem Moment an, in dem wir uns ein Baby wünschen, wächst in uns eine Sehnsucht nach ihm heran. Vermutlich war diese Sehnsucht schon immer in uns, aber sie war leise genug, um uns diesen großen Schmerz und die Enttäuschung nicht so stark empfinden zu lassen. Nun aber ist uns diese Sehnsucht bewusst, und sie ist um vieles größer und sie wächst weiter. Tatsächlich vermissen wir unser Kind, lange bevor es überhaupt da ist. Und das erzeugt Trauer. Dieser Trauer begegnen wir mit neuer Hoffnung, einer Hoffnung auf den nächsten Monatszyklus, die nächsten verliebten Nächte mit unserem Partner.

Wissen Sie, diese Frauen, die offenbar auf Bestellung schwanger werden können, von denen man so häufig hört, gibt es in der Realität selten. Und diese Geschichten stimmen auch nicht immer, denn oft wird darin eine ungeplante Schwangerschaft beschrieben. Das ist nicht zu verwechseln mit dem Vorsatz: »Ich bekomme jetzt ein Kind«, auf den ein einziger Beischlaf und dann eine prompte Schwangerschaft folgt. Das ist wirklich äußerst selten. Überdies sind diese Geschichten alt und stammen aus einer Zeit, in der Familienplanung ganz andere Vorraussetzungen und Zusammenhänge hatte.

Wahrscheinlicher finde ich das Zahlenmaterial, welches Robin Baker in seinem sehr empfehlenswerten Buch »Krieg der Spermien« nennt. Hier wurde weltweit eine angenommene durchschnittliche Anzahl von 500 Liebesnächten von Paaren angenommen, um ein Kind zu zeugen. Das halte ich wirklich für realistischer.

Wir können also mit großer Wahrscheinlichkeit davon ausgehen, dass viele Monate vergehen, bis eine Schwangerschaft eintritt. Manchmal sind es Jahre. So wiederholt sich unser Badezimmerblues am Ende des Monatszyklus viele Male. Unser Optimismus wird langsam kleiner, und um unsere Hoffnung ist es auch nicht mehr so gut bestellt. Mit jedem Monat ist die Traurigkeit schwerer auszuhalten.

Bitte seien Sie nicht böse, wenn ich dies hier einmal so ausführlich beschreibe, ich habe einen guten Grund, dies zu tun. Denn es berunruhigt mich, dass Frauen dies allein mit sich ausmachen. Gewiss, auch der Wunschpapa ist traurig – auf seine Weise. Er wird uns mit dem Satz trösten, den 90 Prozent der Wunschväter zu ihren Frauen sagen: »Keine Sorge, das wird schon noch.« Das ist keinesfalls Desinteresse. Unsere Männer *meinen* dies ernst! Es ist tatsächlich ihre Art, mit dem Kinderwunsch umzugehen. Sie *sind* optimistisch.

Wir sollten es ihnen aus diesem Grund verzeihen, wenn dies vielleicht manchmal ein wenig oberflächlich klingen mag, obwohl es nicht so gemeint ist. Beobachten wir bitte genau, was hier geschieht. Meine Patientinnen beschweren sich häufig darüber, dass ihre Männer so optimistisch seien. Sie erkennen dabei nicht, dass sie selbst es sind, die viel von ihrem eigenen Optimismus verloren haben. Es ist dieses neue Ungleichgewicht, das sich hier störend auswirkt, ja manch eine Frau auch ein wenig wütend werden lässt. Wenn wir verstehen, was mit uns und in uns geschieht, verhindern wir von vornherein, dass unser Kinderwunsch, wenn er sich nicht sofort erfüllt, auch nur die geringste Distanz zwischen uns und unserem Partner bewirkt. Je mehr Verständnis wir füreinander aufbringen, umso geborgener werden wir uns fühlen.

Das ist leichter gesagt, als getan. Denn wir haben es mit einem Problem zu tun, welches uns den ganzen Tag über begleiten kann. Wir Frauen sind schon manchmal recht verzwickt. Wir schaffen es, den ganzen Tag über in uns hineinzufühlen und auf sensibelste Körperzeichen zu achten. Vielleicht führen wir auf der Arbeit ein Kundengespräch und denken gleichzeitig ganz kurz nur darüber nach, an welchem Zyklustag wir gerade sind, möglicherweise sitzen wir bei einer Familienfeier und überprüfen, ob uns nicht vom Essen ein klein wenig übel geworden ist. Ja, wir Frauen machen so was: Wir schauen morgens im Spiegel schnell nach, ob die Farbe der Brustwarzen

In der Kinderwunschzeit brauchen wir die Nähe, den Trost und den Optimismus unseres Partners.

sich verändert hat, beim BH-Anziehen tasten wir die Brust ab, prüfen, ob sie geschwollener ist. Wir bringen es fertig, beim Besuch einer guten Freundin auf deren Toilette unseren Cervixschleim zu testen. Kurzum: Wir haben jeden Tag die verschiedensten Gelegenheiten, uns gedanklich mit unserem Kinderwunsch zu beschäftigen.

Das kann man von unseren Männern in dieser Weise nicht behaupten. Erstens machen sie ohnehin nie zwei Sachen auf einmal und außerdem ist es nicht ihr Körper, der da so hoffnungsvoll unter Beobachtung steht. In jedem Fall aber sind sie im Bilde, wenn wir auf die Highlights des Monats zusteuern, auf den Eisprung und den Menstruationsbeginn, denn hier gelingt es uns meist nicht mehr, unsere Gefühle zu verheimlichen. Wir können sicher sein, dass unsere Partner sich schon in »Hab-Acht-Stellung« befinden, weil sie unseren nächsten Heulkrampf schon früher wittern als wir selbst. Hier haben wir ihre tröstende Nähe nötig – und auch immer dann, wenn wir sie einfordern. Solange wir unsere Männer in ihrem Wesen verstehen, liebevoll und mit einer Portion Humor, werden wir sie in der Kinderwunschzeit an unserer Seite haben. Aufrichtigkeit unsererseits ist hier ebenso gefragt wie die Kunst, die eigenen Gefühle zu formulieren. Wenn wir traurig sind, dann haben wir ohnehin ein Schild um, auf dem steht: »Bitte trösten!« Nehmen wir den tröstenden Arm also auch an und bewerten wir nicht, wenn der Mann, der ihn uns reicht, kurz danach anfängt, zu schnarchen.

Zum Kinderwunsch stehen.

Wir haben möglicherweise eine anstrengende Strecke vor uns, von der wir nicht wissen, wie lang sie sein wird. Viele Etappen werden wir allein zurücklegen, weil dies nun einmal in der Natur der Dinge liegt. Gleichzeitig brauchen wir aber die emotionale Unterstützung unserer Partner, unserer Familie und unserer Freunde, und diese ist abhängig davon, wie wir unsere Gefühle zeigen und wie wir Unterstützung annehmen. Und umgekehrt können Partner und unsere Umgebung immer viel besser mit uns umgehen, wenn wir unsere Gefühle nach außen tragen. Wenn wir sie zu verheimlichen versuchen, dann verunsichern wir unter Umständen damit auch Menschen, die uns lieben.

Das Problem ist nur: Unser Kinderwunsch ist ein kleines Geheimnis.

Das soll er vorerst auch ruhig bleiben. Und es stimmt – fremde Menschen geht er nichts an. Menschen aber, die uns lieben, die beste Freundin,

Geschwister oder unsere Mütter, vielleicht auch die nette Arbeitskollegin, werden spüren, wenn mit uns etwas nicht stimmt, wenn wir uns verändern. Ihre Nähe wird uns vielleicht gut tun in der einen oder anderen Etappe, auf die eine oder andere Weise. Also spricht nichts dagegen, wenn wir uns ihnen nach und nach auch anvertrauen.

Das geht immer dann gut, wenn wir das Nichtschwangersein nicht mit einer persönlichen Niederlage gleichsetzen. Eine Schwangerschaft ist keine Führerscheinprüfung. Hier erleben wir es ja auch sehr oft, dass manche Menschen nicht von ihrer bevorstehenden Prüfung erzählen, sondern erst im Nachhinein und das auch nur dann, wenn sie diese bestanden haben.

Beim Kinderwunsch erlebe ich das oft ähnlich. Er ist eine sehr persönliche Angelegenheit, und da ist es nur zu verständlich, dass dieser zunächst im privaten Bereich verbleibt.

Nun sollte man annehmen, dass aber nach und nach enge Freunde darüber in Kenntnis gesetzt werden, und später, wenn unsere Hoffnung volle Fahrt aufgenommen hat, auch unsere Mütter und die Familie. Das ist aber nicht so. Der Tenor in meiner Praxis lautet: »Niemand weiß von unserem Kinderwunsch!« Würden Sie mich fragen, wie häufig auf einer Skala von eins bis zehn ich von meinen Kinderwunschpaaren diese Aussage höre, antworte ich Ihnen: »Elf!«

An dieser Stelle möchte ich deshalb noch einmal ausdrücklich an Sie appellieren. Lockern Sie Ihre Verschwiegenheit nach und nach, dort wo es passt und stimmt, und zwar aus dem einen wichtigen und guten Grund: Damit Sie sich nicht emotional isolieren. Mehr darüber erfahren Sie in Kapitel IV.

Verunsicherung

Wenn sich unser Kinderwunsch nach einer gewissen Zeit nicht erfüllt, werden wir dies früher oder später mit unserem Frauenarzt oder unserer Frauenärztin besprechen. Generell suchen wir ihn oder sie auf, wenn wir das Gefühl haben, mit unserem Latein am Ende zu sein. Wir werden dies in großem Vertrauen in die medizinische Hilfe tun. Diese Hilfe werden wir auch erhalten, denn dafür ist sie ja schließlich da.

Zusätzlich zu dieser Hilfe werden wir aber auch einige Diagnosen erhalten, die wir erst einmal verkraften und verarbeiten müssen. Hier hilft es, sich über Diagnosen an sich bereits im Vorfeld schon Gedanken zu machen. Eine Diagnose ist im Grunde nicht mehr als eine Erkenntnis. In manchen Fällen hilft es uns, sie einfach gestellt zu bekommen, damit wir wissen, woran wir sind. In anderen Fällen wiederum hilft sie uns nicht sonderlich, nämlich dann, wenn die dahinter steckende Erkenntnis damit aufgebauscht wird und aus ihrer Relation gerät.

Ich möchte Ihnen gerne ein Beispiel aus meinen beruflichen Anfangszeiten erzählen, einer Zeit, als ich über die Magie, die Diagnosen ausüben können, noch nicht allzu viel herausgefunden hatte: Ein junger Mann war in meine Praxis gekommen und hatte einen Husten. Ich verordnete entsprechende Arzneien. Das Telefonat zwei Tage später ergab nicht die Spur einer Verbesserung seines Zustandes, also riet ich ihm, am nächsten Tag wieder in die Praxis zu kommen. Er kam. Und zwar zu spät. Freudestrahlend teilte er mir mit: »Ich war gerade noch beim Arzt und der hat gesagt, ich habe eine Bronchitis!« Dies teilte er mir vollkommen begeistert mit, voller Freude über seine tolle Diagnose, und er zeigte mir euphorisch das wirklich harmlose pflanzliche Hustenmittel, welches der Arzt ihm verordnet hatte. Ich reagierte mit einem anerkennenden Pfiff und sagte: »Mensch, wenn dein Husten tatsächlich eine Bronchitis ist, dann sollten wir jetzt wirklich zu drastischen Maßnahmen greifen.« Ich erweiterte seine umfangreiche Arzneimittelsammlung um einen Placebo unter den allerstrengsten Einnahmeregeln, die mir ad hoc so einfielen. Und am nächsten Morgen war der Husten besser, am übernächsten war er weg.

Dies ist ein Beispiel, in dem eine Diagnose die Anerkennung eines Leidens darstellt. Ich wusste, dass Patienten eine Diagnose erwarten, ich wusste aber nicht, dass mein junger Patient nicht wusste, dass eine Bronchitis nichts weiter als ein Husten ist. Zugegeben: Bronchitis klingt wichtiger. So lernte ich den Wert einer guten Diagnose kennen und die Anerkennung, die allein ihre Benennung mit sich bringt.

In einem anderen Fall erinnere ich mich an das erschrockene, verzweifelte Gesicht einer Mutter, deren Kindes Husten ich als Bronchitis bezeichnet hatte. Was im Falle meines jungen Patienten eine offenbar notwendige Anerkennung seines leidenden Zustandes war, klang der jungen Mutter hier vermutlich wie eine todbringende Krankheit. Ich musste das ganz schnell wieder gerade rücken, ihr erklären, dass dies wirklich nur ein Husten sei und »Bronchitis« nichts weiter als eine andere Bezeichnung dafür.

Kehren wir nun zum Beispiel dieser Frau zurück, die sich vertrauensvoll mit ihrem Kinderwunsch an ihren Gynäkologen wendet. Ihm wird es nicht anders gehen als mir. Er wird sich sensibel bemühen, herauszufinden, welche Tonart die geeignete für seine Patientin ist. Und es kann ihm passieren, dass er daneben tappt. Sagt er ihr, sie solle sich entspannen und sich Zeit lassen, dann fühlt sie sich womöglich nicht ernst genommen. Sagt er ihr, sie sei unfruchtbar, dann kann das fatale Folgen haben.

Die beste und treffendste Diagnose erreichen wir immer dann, wenn wir einer im Patienten bereits vorhandenen Selbsteinschätzung die angemessenen Worte verleihen. Sie können sich vorstellen, dass dies eine Kunst für sich ist und nicht immer gelingt. Zudem steht diese Treffsicherheit in Abhängigkeit zum Einschätzungsvermögen des Patienten. Daher lautet mein Rat hier: Gönnen Sie sich einige Minuten, um in aller Ruhe Ihren Gesundheitszustand und Ihr Empfängnisvermögen *selbst* einzuschätzen, und zwar *bevor* Sie Ihren Arzt besuchen. Dies schützt Sie vor dem völligen Vernichtungsschlag: »Guten Tag, Sie sind unfruchtbar.« Es macht Sie zu einer engagierten stabilen Patientin – zu Ihrem eigenen Wohl und dem Ihres Arztes.

Nun gut, nach einer gewissen Zeitspanne des »Versuchens«, die häufig bei etwa einem Jahr liegt, holen wir uns also gynäkologischen Rat und daraus wird die eine oder andere Diagnose entstehen. Das ist eine ganze Wissenschaft für sich und Sie können sich hierzu in zahlreichen einschlägigen Büchern informieren. Da wird der Zyklus beobachtet, Temperatur gemessen, der Hormonstatus geprüft. Hier kommt auch wieder eine gewisse Portion Enthusiasmus auf, denn man kann prima mitmachen, lernt sich selbst und seinen Körper besser kennen und fühlt sich der Hoffnung schon gleich wieder näher. Wieder folgen einige Diagnosen, aufgrund derer dann mit verschiedenen Hormonen in die körperlichen Abläufe eingegriffen werden kann.

Wenn es Ihnen hierbei gut geht, dann freue ich mich mit Ihnen. Wenn es Ihnen dabei langfristig gut geht oder Sie schwanger werden, dann gratuliere ich Ihnen herzlich. Eine glückliche Kinderwunschzeit ist mir eine Herzensangelegenheit.

Es liegt mir aber auch am Herzen, dass diese Zeit eine glückliche bleibt, wenn sich das Wunschbaby nicht gleich einstellen will. In dem folgenden Kapitel wende ich mich daher an diejenigen Frauen, die sich in dieser Situation befinden.

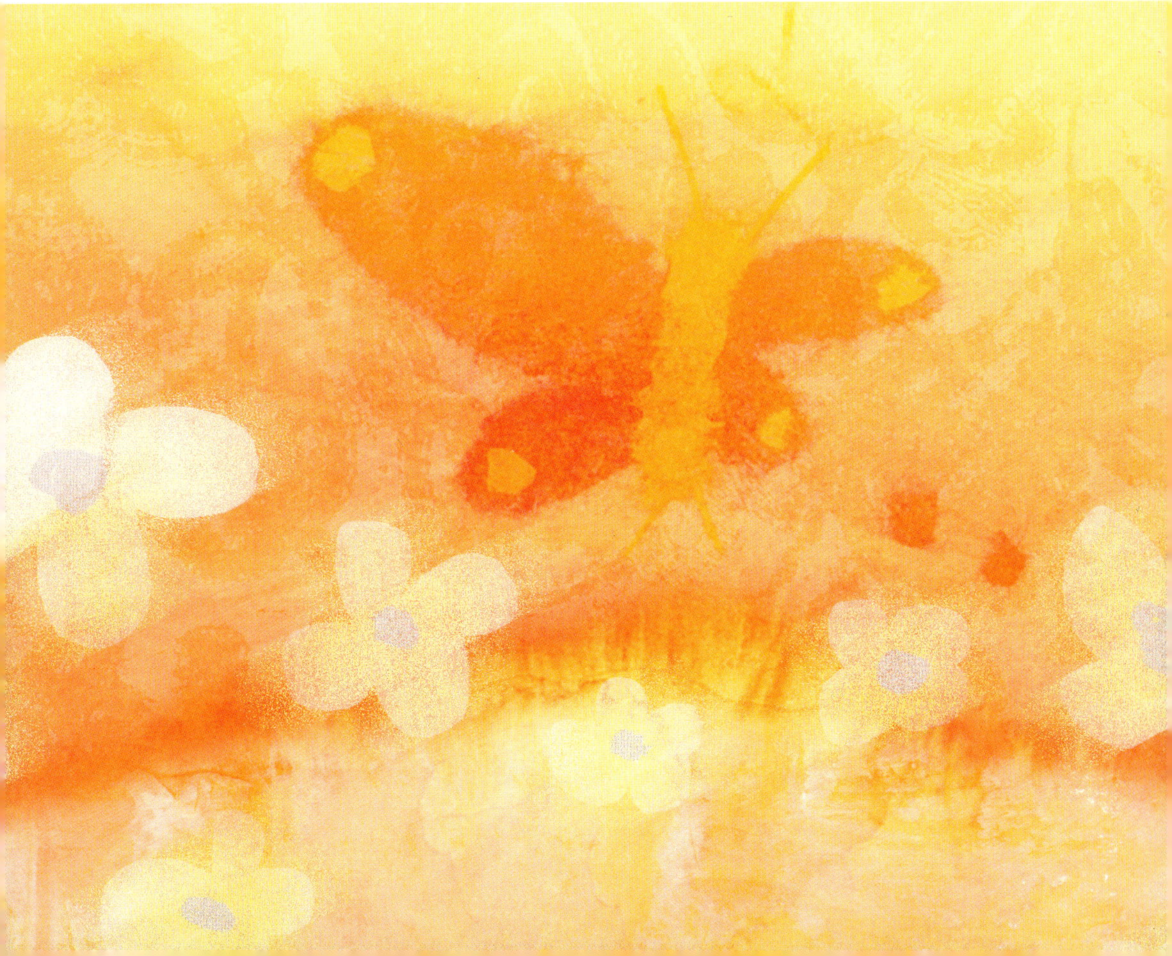

Angst

Wir hatten all unsere Hoffnung in diese Diagnoseverfahren und die daraus resultierenden Therapien gesetzt. Nun sind wir körperlich und funktionell gesund, doch schwanger sind wir immer noch nicht. Jetzt kann es passieren, dass wir es mit der Angst zu tun bekommen.

Viele Frauen machen diese Erfahrung. Sie empfinden Angst, dass sie trotz all der medizinischen Unterstützung nicht schwanger werden können, dass sie vielleicht niemals in ihrem Leben ein eigenes Baby in ihren Armen halten werden. Die Angst spielt in der Kinderwunschzeit eine so große Rolle, dass ich später ausführlicher auf sie eingehen werde.

Wir sind mit dieser Angst allein gelassen, denn bislang ist unser Kinderwunsch unser kleines Geheimnis, noch immer haben Arbeitskollegen, Nachbarn oder Schwiegermütter vermutlich nicht die geringste Ahnung, womit wir uns herumplagen. Wenn wir Pech haben, kommen ausgerechnet von dieser Seite noch unangenehme Fragen wie »Sag mal, *wollt* ihr denn gar keine Kinder?«, oder Bemerkungen wie »Ach, ich wünsche mir ja so sehr viele Enkelkinder«, oder die für uns schmerzlichen Verkündungen von Schwangerschaften unserer Schwägerinnen, Freundinnen, Nachbarinnen oder Arbeitskolleginnen. Kann es sein, dass alle schwanger werden, nur ich nicht, fragen wir uns dann manchmal. Richtig neidisch könnte man da werden, so sehr nagt die Sehnsucht nach dem eigenen Kind in uns, und so manche Träne muss am Arbeitsplatz oder bei einer Familienfeier unterdrückt werden.

Hier treffen wir einen Zustand an, der sich selbst immer wieder neu ankurbelt, denn wir können uns den anderen gegenüber nicht erklären, weil wir ja Geheimnisträgerinnen sind. Und aus der Angst heraus, nicht schwanger werden zu können, schwindet die Bereitschaft, unser Geheimnis preiszugeben.

Wir werden immer weniger verstanden. Wie denn auch, wir verstehen uns ja selbst nicht mehr! Und so manche Freundschaft droht uns gekündigt zu werden, weil wir uns emotional verschlossen haben. Andere Beziehungen mögen einschlafen, weil wir uns nach und nach zurückziehen. Aus Angst vor der Angst, aus Angst vor dem Babyneid, aus Angst vor unseren eigenen Gefühlen und Reaktionen. Allmählich verzweifeln wir an uns selbst.

Verzweiflung

Wenn ein Paar über viele Jahre einen Kinderwunsch hat, der sich nicht erfüllen will, dann kann man seinen emotionalen Zustand nur als verzweifelt bezeichnen.

Die Frau versteht sich selbst nicht mehr. Zu oft ging sie durch den Babyblues, wenn ihre Menstruation einsetzte, zu häufig war sie im Kampf gegen ihre Gefühle die Verliererin, zu sehr ist das Selbstbewusstsein als werdende Mutter verwundet und in Frage gestellt. Ihre Gedanken und Gefühle kreisen einer Vollzeitbeschäftigung gleich immer nur um das ersehnte Baby. Die Tränen laufen unentwegt. Und wenn sie es nicht tun, dann kommt Wut hoch, Wut auf den Bauch und sich selbst, das ist eine so geballte Ladung, dass auch mal blindlings in die liebenden Menschen um sie herum geschossen wird. Grundlos scheinbar und unverstanden. »Ich bin einfach nicht mehr ich selbst«, bekomme ich in meiner Praxis häufig zu hören, »ich wünschte so sehr, ich könnte wieder so sein wie früher.«

Ihr Partner ist inzwischen auch längst ratlos. Sein Trost wird immer seltener angenommen, und wenn das Gesprächsthema auf den Nachwuchs kommt, ist ein Streit vorprogrammiert. Dabei sieht er seine Frau täglich unglücklicher werden und akzeptiert notgedrungen, dass aus der Lust von einst längst einfach nur ein weiterer Versuch einer Begattung geworden ist. Ein solches Leben ist der Freude beraubt. Der Besuch eines Kinderwunschpaares in meiner Praxis, der ohne Tränen verlaufen wäre? Ich habe ihn in 20 Berufsjahren nicht ein einziges Mal erlebt! Und dies ist auch einer der Gründe, weshalb ich auf die Gefühlswelt hier zu Beginn des Buches so ausführlich eingegangen bin. Nicht, um Sie abzuschrecken oder Ihnen Angst zu machen. Ich weiß, wie hilfreich allein das Wissen ist, dass es nicht nur einem selbst so geht, sondern mehr oder weniger allen anderen Menschen in dieser Situation auch, wie erleichternd es sein kann, zu verstehen, dass all diese unangenehmen Entwicklungen in der Kinderwunschzeit immer wiederkehrenden Prinzipien unterliegen und es folglich Auswege gibt.

Viele Frauen oder Paare sagen sich zu Beginn ihrer Kinderwunschzeit, dass ihnen das ganz gewiss nicht passieren wird. Sie nehmen sich vor, ganz gelassen an die Sache heranzugehen und auch gelassen zu bleiben. Sie können sich gar nicht vorstellen, dass ihnen das nicht gelingt. Auch die Umgebung

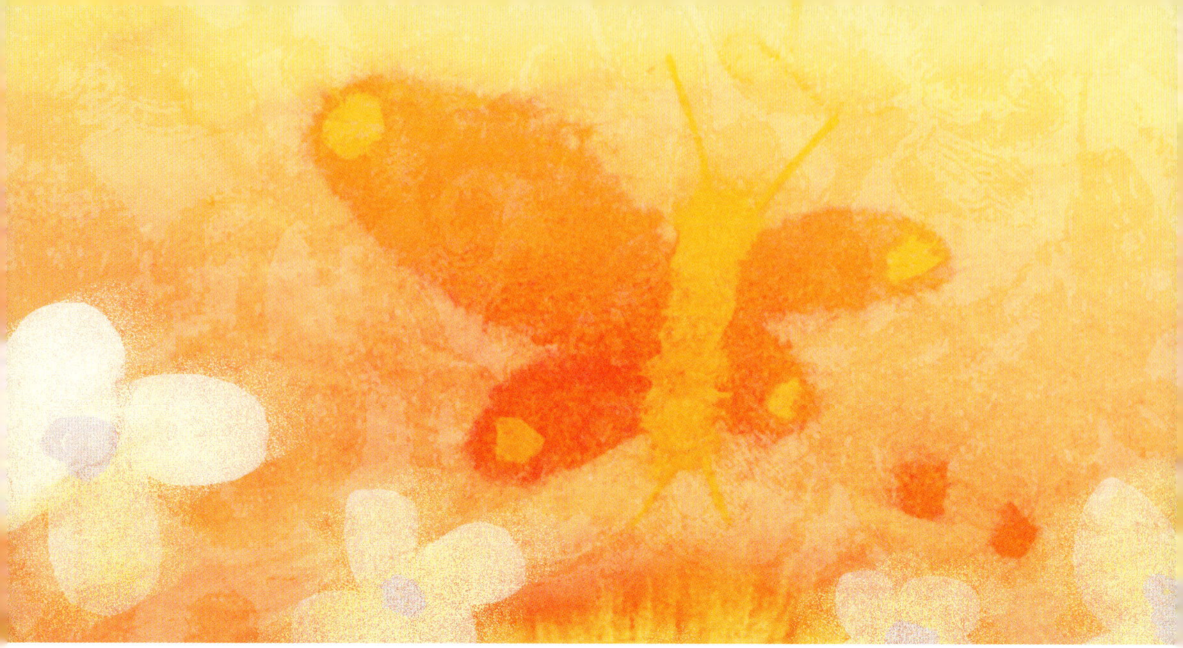

kann sich diese Verzweiflung in der Kinderwunschzeit nicht vorstellen. Diese nimmt hier Stellung mit zahlreichen, viel mehr als beabsichtigt kränkenden Partysprüchen voller Zeugungsratschläge oder mit gut gemeintem Rat: »Entspannt euch doch mal, dann klappt das schon, ihr dürft nur nicht andauernd daran denken«, und den darauf folgenden Begattungsgeschichten kinderreicher Paare, die offenbar immer im Urlaub erfolgreich sind und ganz besonders dann, wenn das Kondom geplatzt ist.

Wir Menschen sind so. Ganz häufig plappern wir irgendwo fahrlässig aufgeschnappte Weisheiten bei passender Gelegenheit weiter. Das meinen wir keineswegs böse. Wir verwechseln nur eine allgemeine Gesprächsbeteiligung in der Runde mit der einfühlsamen Wahrnehmung ihrer einzelnen Teilnehmer, zu der wir aber durchaus fähig sind. Nämlich dann, wenn wir uns die Zeit nehmen, etwas Empathie aufzubauen, mal nachzufragen, bevor wir ungestellte Fragen unaufgefordert beantworten, und uns den Luxus gönnen, uns in unser Gegenüber hinein zu denken und zu fühlen.

Kaum jemand ahnt, wie einsam, traurig und verzweifelt eine Frau in der Kinderwunschzeit sein kann. Wenn eine Frau wegen ihres unerfüllten Kinderwunsches in meine Praxis kommt, lasse ich sie gleich zu Beginn ein Bild von sich selbst malen. Ganz ohne Worte kann man so sehen, in welch verzweifelten Zustand so manche Frau gerät:

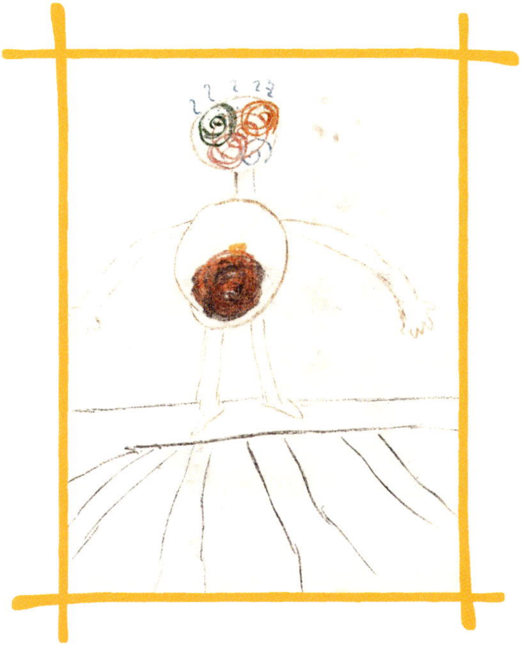

Hier oder irgendwo auf dem Weg dorthin befinden sich die Paare, mit denen ich arbeite.

Häufig kommt es mir vor, als gäbe es eine Art seelischen Kurzschluss in ihnen und es ist meine tägliche Arbeit, ihnen aus diesem Kreislauf wieder herauszuhelfen. Noch viel besser wäre es ja, sie gerieten dort gar nicht erst hinein.

Ganz unabhängig, ob Sie sich für eine natürliche Empfängnis entscheiden, ob Sie sie naturheilkundlich unterstützen möchten oder ob Sie sich schließlich medizinische Hilfe holen werden, die seelischen und emotionalen Abläufe in der Kinderwunschzeit ähneln sich sehr.

Ich wünsche mir, dass Sie selbst in keine dieser Kinderwunschfallen tappen und möchte Sie fit machen für eine erfüllte Kinderwunschzeit in Gelassenheit und Vorfreude. Sobald wir besser verstehen, was in uns vorgeht, fühlen wir uns hierbei schon viel sicherer. Darüber hinaus werde ich Ihnen einiges darüber berichten, wie man lernen kann, mit seinen Gefühlen umzugehen, auch wenn man vielleicht schon glaubt, ihrer nicht mehr Herr zu sein.

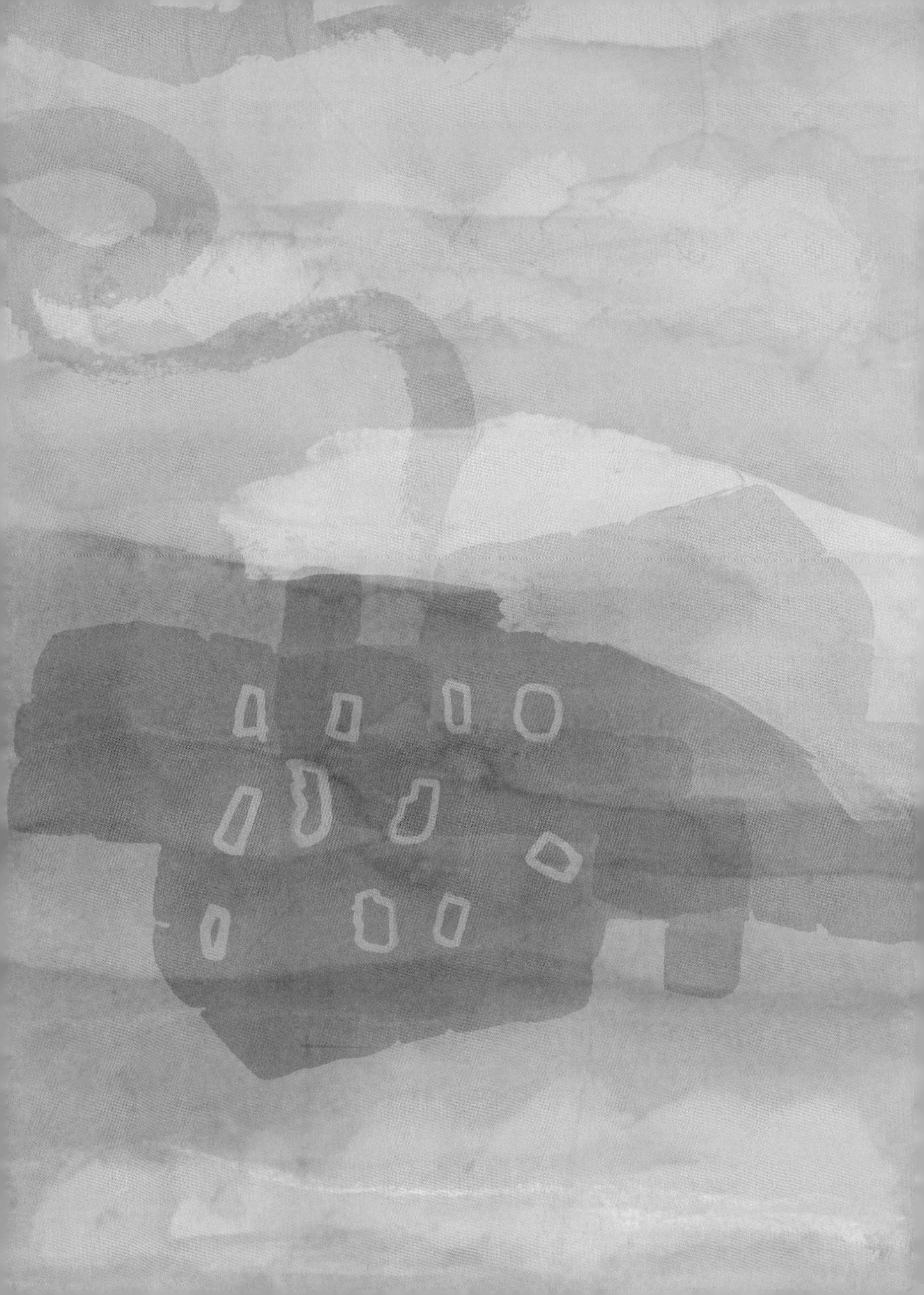

Teil II: Die häufigsten Hürden

Zur Vorbereitung gehört Vorfreude

Die Kinderwunschzeit könnte eine Zeit der Vorfreude sein. Wenn wir uns beispielsweise vorgenommen hätten, im nächsten Jahr eine sehr lange Reise nach China zu unternehmen, dann wären wir voller Vorfreude und schmiedeten Pläne. Die ganze Zeit bis zur Abreise würden wir Reiseführer lesen, Karten studieren, Kataloge wälzen und vor allem würden wir jeden Abend den freudigen Gedanken an unsere bevorstehende Reise mit in den Schlaf nehmen. Wir würden mit einem Lächeln im Gesicht und der Gewissheit einschlafen, dass wir unsere Traumreise bald antreten werden.

Wenn wir unsere Kinderwunschzeit ebenso entspannt durchleben könnten, dann wäre dieses Buch überflüssig. Wir wären ganz einfach angehende Eltern, so wie wir angehende Chinareisende sein können, und damit glücklich und zufrieden.

Nur leider gelingt dies nicht jedem. Denn wir kennen den Zeitpunkt, an dem wir unser Baby empfangen, ebenso wenig wie den Weg dorthin, der sich, so wie unsere späteren Kinder selbst, sehr individuell gestalten wird. Das kann natürlich Ängste mobilisieren.

Zu spannend und zu ungewiss erscheint uns der Ausgang unseres Vorhabens und zu schnell schleichen sich Zweifel ein, die uns Angst machen können. Je mehr sich die Angst in unsere Seele schleicht, desto eher werden wir vermutlich versuchen, diese Kinderwunschangelegenheit noch besser in den Griff zu bekommen. Wir werden uns noch mehr Mühe geben wollen und uns noch mehr anstrengen. Nahezu alle meine Patientinnen beginnen dann, viele Dinge rund um den Kinderwunsch zu kontrollieren: Sie messen regelmäßig die Temperatur, um ihren Eisprung festzustellen, sie führen Menstruationskalender, sie bewerten jedes kleinste körperliche Signal und haben pünktlich ihren Kalendersex. In dieser Situation erscheint das auf den ersten

Blick vollkommen logisch. Und es ist auf jeden Fall gut, damit wir unseren Körper besser kennen lernen.

Sobald sich aber die geringste Ungeduld einstellt oder nur ein Wert aus irgendeiner Norm fällt, wächst die Angst. All diese Maßnahmen gleichen einem Drahtseilakt, durch den man entweder ein größeres Vertrauen in seinen Körper bekommen kann, oder aber ein noch größeres Misstrauen gegen ihn schürt. Glauben Sie mir, dass meistens Letzteres der Fall ist. Dadurch wird unsere Kontrolle kontraproduktiv, und wir bauen ein negatives Verhältnis zu unserem Körper auf.

Den eigenen Körper kennen lernen

Welchen Wert dürfen wir unseren Testergebnissen beimessen?

Ich rate von einem permanenten Messen und Testen ab. Empfehlenswert ist eine gewisse Phase, in der man seine Körperfunktionen überprüft und kennen lernt, die sich aber nicht zu einem Dauerzustand verfestigen sollte. Spätestens, wenn Sie sich dabei ertappen, dass Sie entweder an der Zykluslänge, der Blutungsdauer oder Intensität etwas herumzunörgeln haben oder sich in Kurvendiskussionen ob der Morgentemperatur und einem deutlich darstellbaren Eisprung einlassen, dann ist dies kontraproduktiv und Sie befinden sich auf dem besten Weg, die Nerven zu verlieren.

- Wenn es Ihnen so geht, sollten Sie eine Pause einlegen und sich bewusst machen, dass Ihr Körper die Erwartung, normgemäß zu funktionieren, vielleicht ja gar nicht erfüllen kann!
- Lassen Sie sich nicht von dem Anspruch auf einen perfekten Zyklus nervös machen, denn einen solchen gibt es nicht.
- Fragen Sie Frauen, die viele Kinder geboren haben. Vermutlich werden diese Ihnen erzählen, dass sie ihren eigenen Temperaturanstieg gar nicht kennen, dass ihre Zykluslänge so zwischen zwei und fünf Tagen variiert, manchmal mehr, manchmal weniger, ihre einzelnen Hormonwerte werden sie nicht kennen. Oder fragen Sie Ihre Mutter, Oma oder Tante. Es ist sehr wahrscheinlich, dass ihnen ihre »Zykluswerte« entweder unbekannt sind oder nur sehr oberflächlich, einen Eisprung halten sie möglicherweise für eine russische Nachspeise.

In unserer Familie werden wir vermutlich keine Tradition finden, die einen Normzyklus oder seine Normwerte in Abhängigkeit zur Empfängnis betrachtet oder je betrachtet hat.

Vielleicht tröstet es Sie, dass ich einige Frauen kenne, die nur ein- oder zweimal im Jahr menstruieren und dennoch Kinder geboren haben. Sehr viele Frauen haben keinen klar erkennbaren Temperaturanstieg zum Eisprung und trotzdem Kinder zur Welt gebracht. Nach der Einnahme von pflanzlichen oder homöopathischen Arzneien kann der Temperaturanstieg sogar vollkommen entfallen. Dennoch empfangen Frauen während dieser Zeit. Daher wissen wir, dass man sehr wohl einen Eisprung haben kann, ohne dass sich dieser in der Temperaturkurve zeigt.

Verlassen Sie sich auf die Intelligenz Ihres Körpers!

Und wiederum andere Frauen haben einen perfekten und regelmäßigen Zyklus und empfangen trotzdem nicht. All dies sollte uns klar machen, dass ein ausbleibender Eisprung kein Weltuntergang ist. Und ein Normzyklus keine Garantie für eine Empfängnis.

1. Hormone regulieren die Organfunktionen

Alles in uns ist von Hormonen gesteuert. Und diese Hormone reagieren auf Lebensumstände und Emotionen. Das gilt auch für alle Hormone, auf die wir in der Kinderwunschpraxis oft zu penibel schauen. Manchmal ist es dann sinnvoller, Einfluss auf diese Umstände und Gefühle zu nehmen, von denen die Hormone regiert werden, anstatt an der Arbeit der Botenstoffe, die unsere Hormone ja nun einmal sind, herumzunörgeln oder sich durch sie verunsichern zu lassen.

Sollte eine solche Verunsicherung eintreten, dann wird es Zeit, das Thermometer wieder in die Schublade zurückzulegen und diese für eine Weile zu schließen. Dann können wir auf eine andere Strategie zurückgreifen, indem wir uns einmal deutlich machen, wie intelligent unser Körper ist, wie wunderbar er auf alles reagiert und wie groß sein Bestreben ist, sich immer und immer wieder selbst zu heilen. Wir wissen, dass unsere Immunabwehr pausenlos im Einsatz ist. Und wir wissen auch, dass wir uns auf sie verlassen können.

Schneiden wir uns in den Finger, dann reinigen wir die Wunde, kleben ein Pflaster drauf und gehen in aller Seelenruhe ins Kino, wohl wissend, dass wir uns auf unseren Körper verlassen können. Er weiß genau, was zu tun ist. Er setzt unzählige Prozesse in Gang, um unsere kleine Wunde zu reinigen, sie zu verschließen und zu heilen.

Lernen wir, uns auch in der Kinderwunschzeit auf unseren Körper zu verlassen, damit wir unsere Seelenruhe zurückbekommen.

2. Der Körper reagiert auf emotionale Signale

Nachdem wir nun betrachtet haben, wie unser Körper auf Dinge, die von außen kommen, reagiert, wie beispielsweise auch auf Stress, Gefahr, Scham, Verletzungen oder Krankheitsauslöser, sollten wir uns noch verdeutlichen, wie er auf die Signale reagiert, die von innen her kommen, aus unserem Unterbewusstsein und unseren Emotionen heraus.

Stellen Sie sich einen Menschen vor, der panische Angst vor Spinnen hat. Dieser arme Kerl geht in ein Fernsehcamp und muss in einen Käfig voller Spinnen. Und machen wir uns nun einmal klar, wie in dem Augenblick, da er das tut, seine Hormone verrückt spielen! Das dürfte drüber und drunter gehen und es gäbe Ausschüttungen am laufenden Band. Das fällt bei einem Menschen, der keine Angst vor Spinnen hat, sehr viel geringer aus.

Selbst auf unsere Träume reagieren wir im Schlaf. Da kann es passieren, dass wir vollkommen aufgeregt wach werden, mit Herzklopfen, außer Atem und nass geschwitzt.

So reagieren wir sogar nur auf uns selbst, ganz ohne eine Bedrohung von außen. Entscheidend sind also, um beim oben genannten

Beispiel zu bleiben, nicht die Spinnen an sich, sondern unsere jeweilige emotionale Einstellung zu ihnen.

Wenn wir uns also auch im Hinblick auf die Empfängnis auf unseren Körper verlassen möchten, dann ist es wichtig, dass wir ihm hierfür die richtigen emotionalen Signale geben.

Jeder Mensch gibt dauerhaft emotionale Signale an sein Unterbewusstsein und somit an seinen Körper und seine Organe, an jede einzelne Zelle, also auch an seine Hormone. Dies geschieht unbewusst, was die wenigsten Menschen wissen. Da es aber täglich in uns stattfindet, ob wir nun wollen oder nicht, sollten wir zunächst darüber in Kenntnis sein und allmählich auch bewusst eingreifen.

Wenn wir jedoch Angst vor etwas haben, senden wir mit Sicherheit jeweils die gegenteiligen Signale aus, die wir im Grunde gerne gegeben hätten, beispielsweise wie ein kleines Kind beim Fahrradfahren, das aus Angst, gegen einen Baum zu fahren, ganz genau auf diesen zusteuert.

Das liegt daran, dass unser Unterbewusstsein keine Negation kennt, denn ein Bild gibt es nur positiv: Entweder es ist da oder eben nicht. Das Unterbewusstsein kennt übrigens auch keine Zeit. Zum Unterbewusstsein spricht man mit inneren Bildern. Das bedeutet, dass alles, was wir uns jetzt bildlich vorstellen, unser Unterbewusstsein direkt erreicht und dort sofort wirkt.

- Jede Emotion hat Einfluss auf unsere Hormonwelt.
- Um Einfluss auf unsere Hormone nehmen zu können, müssen wir das Unterbewusstsein veranlassen, die richtigen Signale an unseren Körper zu senden.
- Die Kommunikation mit dem Unterbewusstsein geschieht über innere Bilder.

Übung
Versuchen Sie Folgendes:

1. Positives Bild
   Stellen Sie sich ein rotes Feuerwehrauto vor, das direkt vor Ihrem Haus hält. Die Tür geht auf und es steigt ein Feuerwehrmann in schwarzer Berufskleidung aus. Es wird sich sofort ein Bild in Ihrem Innern aufbauen, in welchem Sie ein rotes Feuerwehrauto vorfahren sehen. Auch den Feuerwehrmann können wir uns leicht vorstellen.

2. Negatives Bild
   Stellen Sie sich nun vor, dass *kein* rotes Feuerwehrauto vorfährt. Und stellen Sie sich vor, dass *kein* schwarzgekleideter Feuerwehrmann aussteigt.
   Hier haben wir es mit einem Negativsignal zu tun, denn ganz entgegen Ihrem Signal entsteht in Ihrem Innern ja doch ein Feuerwehrauto und auch der Feuerwehrmann wird aussteigen.

3. Angstbild
   Stellen Sie sich eine Gefahrensituation beim Autofahren vor. Fantasieren Sie, wie Sie urplötzlich bremsen müssen und Angst bekommen, rechts im Graben zu landen. In diesem Moment wird sich in Ihrem Innern das Bild des Grabens aufbauen, und wäre die Gefahrensituation Realität, dann würden Sie unbewusst rechts ausweichen, direkt auf den Graben zu.

Angst bewirkt also in jedem Fall ein negatives Signal. Und dieses negative Signal wirkt umso machtvoller in uns, je größer die Angst ist. Die offizielle Empfehlung des ADAC beim Fahrertraining für Gefahrensituationen lautet daher auch: Sie werden immer dorthin fahren, wo Sie hinschauen, also schauen Sie dorthin, wohin Sie fahren *wollen*!

Mit unseren Wünschen verhält es sich ebenso: Wir müssen tatsächlich darauf achten, wie wir uns etwas wünschen.

Übung A
Unser Bild vom Wunschkind

Stellen Sie sich vor, wie Sie und Ihr Mann überglücklich Ihr Wunschkind in den Armen halten.

Das ist die ganze Aufgabenstellung. Ich weiß aber, dass es schwieriger sein kann, dieses Bild entstehen zu lassen, als es zunächst den Anschein hat.

Vermutlich wird nun dies passieren: Sie bauen das Bild auf und sind einen Moment lang in der Lage, dieses damit verbundene Glücksgefühl in sich zu spüren, aber dann schlägt alles um und Sie werden traurig, vielleicht schleicht sich auch die eine oder andere Träne ein. Möglicherweise gelingt es Ihnen auch noch nicht, dieses Bild aufzubauen. Es ist einfach nicht da, und Sie schauen auf eine leere Leinwand.

Das wäre nicht nur ganz normal, sondern auch sehr gesund, und ich will Ihnen gerne erklären, was in diesem Moment in Ihnen vor sich geht.

Man kann unser Unterbewusstsein mit einer Festplatte und eigenem Betriebssystem vergleichen. Es legt selbstständig Ordner an. Jede Erfahrung, die wir gemacht haben, legt es sehr ordentlich ab. Und es wird mit Sicherheit vor langer Zeit einen Ordner in Ihnen angelegt haben, der genau dieses Bild des Familienglücks enthält.

Unser kleines Betriebssystem legt aber auch Emotionen ordentlich ab und zwar immer dort, wo es einen Bildordner, der dazu passt, oder einen entsprechenden Emotionsordner findet.

Im Laufe unseres Lebens wird es zahlreiche Emotionen und weitere Bilder gegeben haben, die ordentlich abgelegt wurden. Nur dass unser Unterbewusstsein nicht in diese Ordner hineinschreibt, sondern alle weiteren Dateien um den Ordner herum ablegt. Das kann man sich wie ein Atom vorstellen, wo sich der Kern in der Mitte befindet und die Protonen und Elektronen drum herum.

So sammeln sich um ein Bild die ihm zugeordneten Emotionen. Um unser Bild des Familienglücks gruppieren sich also zahlreiche Dateien mit Lebenserfahrungen und Emotionen.

In dem Moment, wo wir uns das innere Bild dieses Ordners aufbauen, betrachten wir auch alle daran geknüpften Dateien. Wir begegnen allen

Emotionen, die wir damit verbinden, also nicht nur den positiven, sondern auch den negativen. So kann es sein, dass wir Glück verspüren und nahezu gleichzeitig auch Unglück. Und nun kommt das Tröstliche: Wann immer wir einen Ordner öffnen, wird sein Inhalt von unserem menschlichen Reparatursystem erfasst und von ihm bearbeitet. Die Dateiablage wird also auf Fehler untersucht und beginnt gegebenenfalls sofort mit einer Korrektur.

Sobald wir nun unser inneres Bild des Familienglücks betrachten, öffnet unser Reparatursystem nach und nach alle daran gehefteten Dateien und überprüft sie. Wenn uns nun vielleicht zu diesem eigentlich sehr positiven Bild in uns die Tränen kommen, dann wird unser Reparatursystem diesen Fehler sofort erkennen.

Und es ist in diesem Augenblick schon dabei, ihn zu beheben.

Wir haben nun zwei Möglichkeiten:

- Wir lassen dieses Gefühl zu, um die Reparatur nicht zu unterbrechen.
- Wir unterdrücken dieses in uns aufkommende Gefühl. Damit brechen wir den Reparaturvorgang ab und werden, wann immer wir in diesen Ordner schauen, die gleichen unangenehmen Gefühle wahrnehmen.

Sie ahnen es schon: Das kann man tatsächlich ewig so betreiben. Schade nur, dass man dann auf der Stelle tritt. Das Fatale daran ist, dass unser Unterbewusstsein dann weiterhin immer mehr Fehlablagen vornimmt, wenn ein falsch abgelegter Ordner bestehen bleibt. Unser Problem wird sich also im Laufe der Zeit nur vergrößern.

Unsere Gefühle sollten wie weiße Wolken an einem blauen Himmel sein. Sie sollten kommen, an uns vorüberziehen und wieder gehen. Wenn wir das Reparatursystem ausschalten, wir also ein Gefühl unterdrücken, dann wird eine Wolke stehen bleiben, an die sich die nächste hängt und schließlich viele weitere. Das ergibt nicht nur eine Fülle von Problemen, es lebt sich auch sehr unkomfortabel, wenn sich die Gefühle so wie Wolken zusammenbrauen. Sicherlich haben Sie schon oft gehört, dass Gefühle möglichst nicht unterdrückt werden sollten, sondern immer in irgendeiner Form Ausdruck finden sollten. Nun verstehen Sie hoffentlich noch besser, weshalb das so ist.

Kommen wir nun zurück zur Übung. Fangen wir einfach noch einmal von vorne an. Diesmal wissen wir, was dabei in uns geschieht, wodurch wir unseren zweiten Versuch mutiger und entschlossener angehen können.

Übung B
Unser Bild vom Wunschkind

- Stellen Sie sich vor, wie Sie und Ihr Mann überglücklich Ihr Wunschkind in den Armen halten. Sie können es auch gerne auf Papier aufmalen, dann entsteht dieses Bild langsamer und gründlicher.

- Suchen Sie das Gefühl von Glück zu diesem Bild.

- Lassen Sie alle anderen Gefühle, die sich eventuell dabei auch noch einstellen, zu, damit diese »repariert« werden können.

- Bewerten Sie nichts, beobachten Sie nur. Lassen Sie die Gefühle vorbeiziehen wie die Wolken am Himmel.
  Denken Sie einfach daran, dass Ihre Gefühle gerade geheilt werden. Dafür ist es notwendig, die Gefühlsdateien nur ein einziges Mal kurz zu öffnen und sie einzulesen.

- Sie werden sich schon während des Reparierens wesentlich besser und freier fühlen.

- Wiederholen Sie diese Übung, wann immer Ihnen danach ist.

Sie werden bemerken, wie die Gefühle zunächst sehr ähnlich sind und dann allmählich immer unterschiedlicher werden.

Lassen Sie sich Zeit – Stunden, Tage oder Wochen. Es ist vollkommen egal, wie lange die Reparatur dauert, Hauptsache, sie findet statt!

Sie sind fertig, wenn Sie einen Ordner haben, in dem Ihr Familienbild gespeichert ist und das damit verbundene Glücksgefühl.

Dieses Verfahren ist auf alle Lebenserfahrungen anwendbar, auf alle Ordner und alle Dateien, denn unser Reparatursystem hat eine Generalbefugnis. Probieren Sie sich gerne aus, vielleicht haben Sie ja soeben ein neues Hobby entdeckt und vielleicht gehen Sie in Zukunft auch anders mit den tatsächlichen Gefühlen Ihres Partners, Ihrer Freunde und später mit denen Ihrer Kinder um.

Alles unter Kontrolle?

Wenn es uns gelungen ist, unsere Gefühle zuzulassen, haben wir einige kleine Reparaturen unseres unterbewussten Betriebssystems bereits vorgenommen. Wahrscheinlich geht es uns schon viel besser und wir werden bemüht sein, in Zukunft so wenig wie möglich fehlerhafte Dateien anzulegen. Wir werden den Vorsatz fassen, unsere Dateien lieber gleich richtig zu verwalten, und dafür sind wir bereit, unsere Gefühle immer öfter zuzulassen und ihnen Ausdruck zu verleihen. Die Intelligenz unseres Unterbewusstseins wird uns in seinem andauernden Heilbestreben dabei unmerklich zwar, aber doch machtvoll unterstützen.

Wir selbst werden lernen, alle unsere neuen emotionalen Signale an unser Unterbewusstsein auf positive Art und Weise und ohne Angst zu formulieren, um Reparaturbedürftiges in Zukunft zu vermeiden.

Angst und Kontrolle verstärken sich gegenseitig

Wir hatten bereits betrachtet, was Angst mit uns anstellt und wie fehlerhaft unsere Signale durch sie werden können. Wir brauchen also einen Weg, um die Angst wieder an einen Platz zu verweisen, der ihr zusteht, nämlich als natürlichen Schutzmechanismus. Angst soll uns davor bewahren, die Straße zu betreten, ohne auf Autos zu achten. Sie lässt uns wissen, wann wir uns aus Gefahrensituationen hinausmanövrieren müssen. Hierfür darf sie auch in unsere Hormonwelt eingreifen.

Kontrolle kann verhindernd wirken.

Im Kinderwunsch hat die Angst aber nichts zu suchen, hier steht ihr kein Platz zu und schon gar kein Übergriff auf unseren Hormonhaushalt.

Die Angst vor der Angst wohnt den meisten Menschen inne. Es ist daher verständlich, wenn wir sie bisher wie ein heißes Eisen behandelt haben. Damit können wir nun aber aufhören. Denn wir wissen, sobald wir uns ihr stellen, lesen wir diese Angstdatei ein und unser Reparatursystem kann loslegen.

Darüber hinaus können wir sie auch noch dadurch austricksen, indem wir unser Verhalten ein klein wenig ändern. Wir schwächen ganz einfach die Angstverstärker in unserem Alltag.

Einer der größten Angstverstärker ist unser Kontrollverhalten.
Einer der größten Kontrollverstärker ist unsere Angst.

Sie stehen in engem Bezug zueinander, weshalb wir beide genauer betrachten sollten.

Vertrauen in unseren Körper

Die erste und offenbar schwierigste Etappe, diese Angst wieder zu lösen, besteht darin, ein vertrauensvolles Verhältnis zu unserem Körper aufzubauen. Und das funktioniert am besten, wenn man aufhört, sich und sein Leben zu kontrollieren.

Warum?

Wenn wir Vertrauen in unsere Empfängnisfähigkeit hätten, kämen wir gar nicht erst auf die Idee, sie zu überprüfen. Fehlende Sicherheit ist der Grund dafür, dass wir dies tun. Und diese fehlende Sicherheit ist immer ein Anzeichen dafür, dass Angst im Spiel ist. Weil wir unsere Empfängnisfähigkeit schlecht überprüfen können, tun wir dies, quasi als Ersatzhandlung, mit unserem Zyklus.

Hier ist es leider nicht die Regel, dass Frauen sich ob ihrer Werte entspannt zurücklehnen, vielmehr setzt Unzufriedenheit mit den einzelnen Werten und damit verbunden eine zunehmende Unsicherheit ein. Von diesem Moment an beginnen wir, zu kontrollieren. Vielleicht versuchen wir, unsere Hormone durch Arzneien zu beeinflussen, wir lesen uns Wissen an und sammeln Tipps und Tricks zur Beeinflussung der Cervixschleimoptimierung. Wir schlafen mit unseren Männern nicht mehr nach dem Lustprinzip, sondern nach dem Kalender.

Wenn unsere überprüften Werte von Wunschwerten oder Normen abweichen, dann wird uns dies noch mehr verunsichern. Die Angst in uns wird größer.

Keine Pläne für die Zukunft

Wir hatten ja bereits festgestellt, dass unsere Kinder nicht wirklich planbar sind. Offenbar scheint diese Tatsache schwer zu akzeptieren zu sein, denn immer wieder verfallen wir ins Grübeln und Planen.

Vielleicht bemerken wir allmählich, wie hartnäckig sich unser Kinderwunsch in die alltäglichen Gedanken schleicht, ja sich sogar im Job auswirken kann. Vielleicht bietet unser Chef uns eine ganz besondere Herausforderung an, und nun zögern wir, weil wir uns fragen, ob wir diese guten Gewissens auch annehmen können. Immerhin könnten wir mittendrin schwanger werden. Vielleicht sind wir aber auch eher unglücklich im Job. Doch jetzt noch zu wechseln könnte sich als überflüssig erweisen, wenn wir ohnehin jederzeit mit einer Schwangerschaft rechnen.

Auch mit der Urlaubsplanung tun wir uns schwerer als sonst. Im nächsten Urlaub könnten wir längst einen dicken, runden Bauch haben. Wer will in diesem Zustand noch den Himalaja besuchen oder eine Tropenimpfung riskieren? Einige Frauen fragen mich, ob sie zu Silvester noch mit einem Gläschen Sekt anstoßen dürften, immerhin könnten sie schwanger sein, ohne es schon zu wissen. Auf keinen Fall möchten sie ihrem Kind durch Alkoholkonsum schaden.

Früher, vor der Kinderwunschzeit, war es viel einfacher, an die Zukunft zu denken. Wir hatten es auch nicht andauernd mit diesem kleinen Fragezeichen zu tun, das da steht für: Was wäre, wenn …

Ich kann Ihnen hierzu nur den einfachen Rat geben: Tun und planen Sie alles wie bisher. Ganz so, als gäbe es dieses kleine Fragezeichen nicht. Wenn Sie schwanger werden, dann ist eine Urlaubsumbuchung im Verhältnis dazu eine Kleinigkeit. Ihre Arbeitssituation ändert sich dann ohnehin nur über den langen Weg, Sie werden also noch genügend Zeit haben, um später eine Entscheidung zu treffen.

An späterer Stelle dieses Buches werde ich auf den Umgang mit Angst zurückkommen, denn dies gehört zu meiner täglichen Arbeit. Es ist zu Beginn aber viel einfacher, die Wechselwirkung von Angst und Kontrolle zu destabilisieren. Hierfür durchbrechen wir diesen Kreislauf schon, indem wir unser Kontrollverhalten einfach eindämmen. Und zwar dort, wo es uns noch leicht fällt, nämlich in den Bereichen außerhalb des Kinderwunsches, in unserem Alltag.

Kontrolle im Alltag

Wann immer ich versuche, eine Patientin nach einem möglicherweise leicht übersteigerten Kontrollverhalten zu fragen, oder schlimmer noch, sie sacht auf eines hinweise, löse ich damit eine Angstreaktion aus. Da wird kurz nach Luft geschnappt, einen Moment lang nachgedacht und dann geht's ab in die Defensive: Die Augen werden größer, sie sehen mich empört an und es folgt eine Salve von »Ja-aber«-Argumenten.

Wenn es sich um ein Kontrollverhalten handelt, welches aus Unsicherheit angelegt wurde, dann ist es durch Angst motiviert.

Eine angemessene Motivation Sport zu treiben, lässt immer auch einmal zu, dass man eine Zeit lang *keinen* Sport treiben kann, ohne dabei ein schlechtes Gewissen oder womöglich Angst zu bekommen.

Eine angemessene Motivation, beispielsweise sein Idealgewicht zu halten, hat auch Spielraum genug, um ein paar Kilo mehr oder weniger zu schwanken. Sollte hier jedoch Angst dahinterstecken, gesellschaftlich durch zu viel oder zu wenig Gewicht abgewertet zu werden, dann gibt es viel weniger Toleranz. Verbirgt sich dahinter womöglich die Hoffnung, durch ein Idealgewicht die Aussicht auf eine Empfängnis zu erhöhen, dann wird dieses Verhalten mit Sicherheit auf Angst basieren und ein Abweichen kann zu einer mittleren Katastrophe werden.

Kontrollverhalten kann sich negativ auf andere Lebensbereiche auswirken.

Ich erlebe Patientinnen, die mit Argusaugen auf das »Gesundheitsverhalten« ihrer Männer schauen. Die engen Jeans könnten die Hoden zu sehr erwärmen, also werden sie abgeschafft. Das Handy kommt vom Gürtel weg. Da wird reichlich Sellerie und Spargel serviert, ordentlich gesalzen, und ich erlebe so manch eine Frau, die ihrem Mann die brennende Zigarette aus dem Mund zieht und auf dem Boden austritt mit den Worten: »Das ist ja heute schon die zweite!« Und am nächsten Morgen gibt's gleich eine Vitaminpille mehr verpasst.

Hier haben wir es im Grunde mit gesunden Gesundheitsvorsätzen zu tun, doch eine heimliche Angst dahinter, ohne ihre Befolgung vielleicht kein Kind zu bekommen, lässt sie in ein Kontrollverhalten übergehen, und das ist dann keineswegs mehr gut.

Im Laufe der Zeit können sich so regelrecht kleine Marotten entwickeln. Viele Dinge, die eigentlich aus einer vernünftigen Motivation heraus entstanden, werden zu einer Besonderheit im Verhalten, und sie werden ausschließlich. »Ich esse *nie* Fisch«, oder »Ich trinke *nur* Tee aus frischen Feigen«, »Wir joggen *jede* Woche mindestens soundso viel Kilometer« höre ich dann.

Ebenso oft begegne ich der Angst, in irgendeiner Angelegenheit zu kurz zu kommen. Gewiss, wenn einem Menschen dies in einer Situation passiert, kann das durchaus frustrierend sein. Stellen Sie sich vor, es gibt ein köstliches Dessert für alle Partygäste, aber es ist eine Portion zu wenig und genau Sie gehen leer aus. Das kann ärgerlich sein und Ihre Toleranz wird auf die Probe gestellt. Wenn Sie nun aber in den letzten drei Jahren immer diejenige sind, die kein Dessert bekommt, dann rechnen Sie schon auf jeder Party damit, dass ausgerechnet Sie wieder übergangen werden.

Es sind die Frauen in der Kinderwunschzeit, die dieses Gefühl kennen. Bei Männern habe ich es noch nicht beobachtet. Durch das Ausbleiben einer Schwangerschaft und die ständige Wiederholung dieser Erfahrung Monat für Monat schleicht sich die Angst ein, zu kurz zu kommen. Diese Angst weitet sich im Laufe der Zeit in andere Lebensbereiche aus. Da kann es Tränen geben, weil ein Seminar ausgebucht ist, und ich höre dann: »Das geht mir in meinem ganzen Leben so, ich komme immer zu kurz.« Dahinter steckt die Angst, dass die betreffende Frau nun eine Chance, schwanger zu werden, an sich hat vorüberziehen sehen. Den gleichen Satz höre ich auch sehr oft, wenn ich in der Gruppe arbeite und mit einer Person etwas gründlicher beschäftigt bin. Ich kann dann darauf warten, dass, noch während ich das tue, eine andere Frau in Tränen ausbricht und mir erklärt: »Das war schon so in meiner Kindheit. Immer kamen meine Geschwister zuerst, immer war ich für alles verantwortlich.«

Ich höre mir all diese Argumente dann an und weiß, wie Sie selbst auch: Wir lesen gerade uralte verletzte Gefühle ein und sind schon dabei, diese zu reparieren.

Kontrolle der Ernährung

Tun Sie das auch? Leben Sie so gesund wie möglich? Vielleicht um einerseits dem Baby die besten gesundheitlichen Voraussetzungen zu geben? Und vielleicht auch, um die Wahrscheinlichkeit einer Empfängnis damit zu erhöhen? Denken Sie also sogar beim täglichen Einkauf und beim Kochen daran, alles Erdenkliche für Ihr Baby zu tun? Könnte es sein, dass Sie über jede zusätzliche Vitamindosis glücklich sind, die Sie Ihrem Partner unterjubeln können, in der klammheimlichen Hoffnung, dass er davon Megaspermien bekommt?

Betrachten wir es nüchtern: Es ist sehr wahrscheinlich, dass Sie das tun.

Nahezu alle meine Patientinnen tun dies oder haben es getan. Wenn wir zu den Seminaren zusammenkommen, dann ist es üblich, dass jede eine Kleinigkeit zu essen und zu trinken mitbringt. Sie können sich nicht vorstellen, welch ein gesundes Büfett da entsteht! Da ackere ich mich dann durch einen staubtrockenen Reiskräcker aus dem Reformhaus, den ich mit natürlichem Mineralwasser hinunterzuspülen versuche, die verschiedenen Gesundheitstees sehen manchmal aus wie Zeckensuppe, und ab und an muss ich aus meiner eigenen Küche meinen Entsafter herbeiholen, damit alle den frisch gepressten Karottensaft trinken können, den ich gut gemeinter Weise einst als Vitaminspender so gelobt hatte.

Genießen Sie ohne Angst!

Bitte denken Sie jetzt nicht, dass ich etwas gegen gesunde Ernährung hätte, im Gegenteil. Ich möchte das Thema aber gerne relativieren, denn so, wie es von vielen Frauen in der Kinderwunschzeit angegangen wird, nämlich aus einem Kontrollverhalten heraus, bringt das überhaupt nichts. Wir haben ja nun erkannt, dass das Kontrollverhalten eine Folge der Angst ist. Aus dieser Sicht ist es leicht, hier die Angst vor einer fehlverstandenen und scheinbar empfängnisbegünstigenden Ernährungskontrolle durch ein positiv motiviertes Gesundheitsverständnis zu ersetzen. Auf welche Ideen Sie auch immer kommen mögen: Es ist schön, wenn Sie überhaupt essen. Es ist gut, wenn Sie dabei die Lust am Essen behalten können. Und als Faustregel gilt: Man darf von dieser Regel auch öfter mal abweichen.

Freuen Sie sich also darüber, wenn Sie reichlich Obst und Vitamine zu sich genommen haben, lernen Sie den Wert selbst zubereiteter Mahlzeiten zu schätzen, aber bleiben Sie gelassen, wenn Ihnen am nächsten Tag vielleicht einmal notgedrungen ein Hamburger dazwischenkommt oder Ihr Mann das Salatblatt auf dem Teller für überflüssige Dekoration hält.

Versuchen Sie also, sich einfach nur ausgewogen, abwechslungsreich und qualitativ möglichst gut zu ernähren, und gönnen Sie sich jeweils auch das, wonach Ihr Appetit ruft. Streichen Sie auf keinen Fall Ihre realen und symbolischen Pralinchen von Ihrem Speiseplan! Machen Sie aus Ihrer Ernährung kein Martyrium, sondern genießen Sie sie!

Vor allem aber tun Sie sich einen großen Gefallen, wenn Sie sich einfach nur gesund ernähren, gänzlich ohne jeden Kinderwunschgedanken dahinter. Sie können seelisch viel gelassener einkaufen gehen, Ihre Mahlzeiten einnehmen, denn Sie tun es mit Freude! Und verzichten Sie darauf, die Ernährung Ihres Partners zu kontrollieren.

Abschied von der Kontrolle

Das Aufgeben der Kontrolle ist sozusagen die erste große Hürde, die wir gemeinsam nehmen werden. Ein starkes Kontrollverlangen ist gewissermaßen das Einstiegstor in die emotionale Kinderwunschfalle. Viele Frauen sagen mir dann, dass sie das sehr wohl verstehen, aber nicht wissen, wie sie es bewerkstelligen sollen, hier wieder heraus zu kommen. Die Antwort darauf ist ganz einfach:

Unser Unterbewusstsein arbeitet systemisch, das bedeutet, entweder neigen wir zur Kontrolle in allen Lebensbereichen oder aber in keinem. In der Kinderwunschzeit neigen die meisten Frauen dazu, ihr Kontrollverhalten zu steigern. Um dieses wieder in angemessene Bahnen zu bringen, sollten wir daher mit der Kontrolle zunächst in anderen Bereichen nachlassen, denn hier haben wir weniger Angst, dies zu tun, und wir können darauf warten, dass dann in unserer Kinderwunschzeit ebendiese Kontrolle genauso nachlässt.

Beobachten wir uns also gut, schauen wir genau hin, in welchen Bereichen und auf welche Weise wir vielleicht kontrollieren, und versuchen wir dann, nach und nach dieses Verhalten ganz einfach einmal wegzulassen.

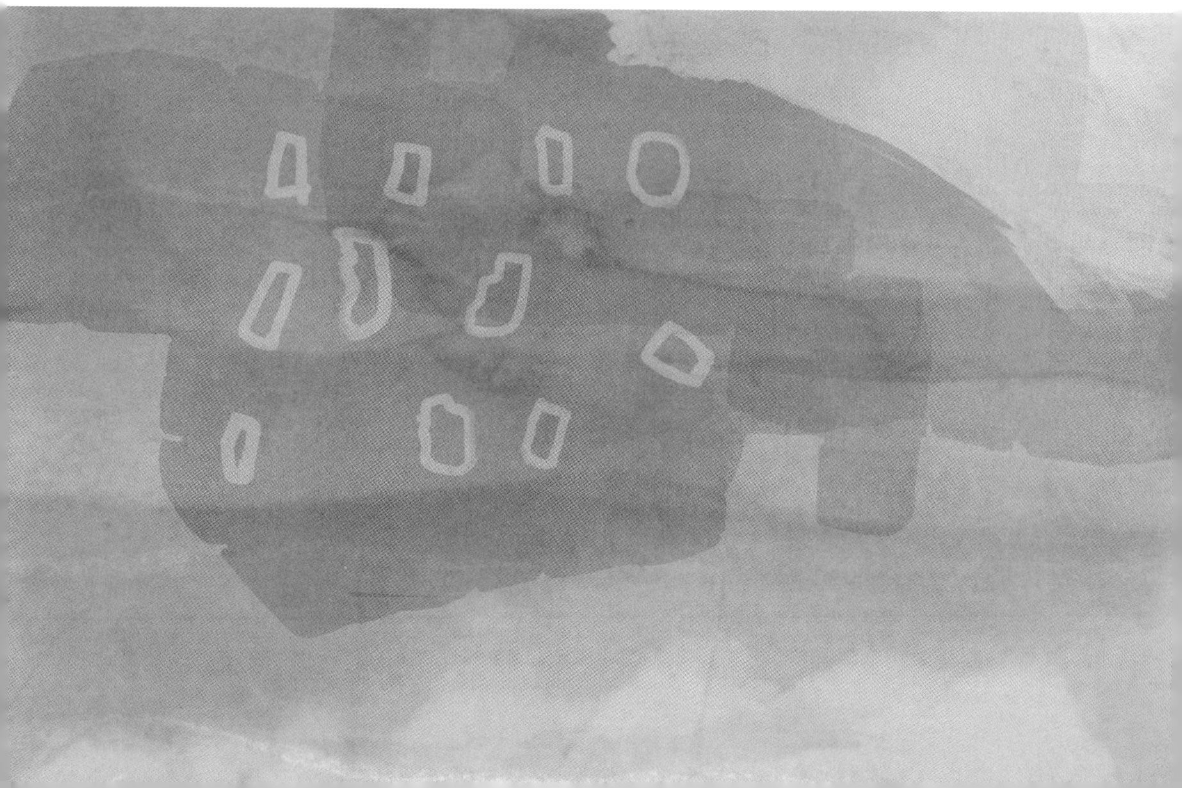

- Wie halten wir das eigentlich mit dem Saubermachen? Wischen, schrubben und feudeln wir, weil wir unbedingt Lust dazu haben, oder tun wir das, weil wir uns schämen würden, wenn die Schwiegermutter käme?

- Wie sieht das überhaupt in unserem Leben aus? Tun wir die Dinge, die wir so tun, eigentlich noch richtig gerne? Oder sind wir noch in der Lage, die unliebsamen Dinge, die zu unseren Pflichten gehören, wenigstens mit ein wenig Spaß für uns selbst zu erledigen?

- Haben wir noch den Esprit und die Kreativität, ein ganz klein wenig so erfrischend zu sein, wie wir es mit 20 Jahren waren, einem Alter, in dem man angeblich problemlos schwanger wird? Können wir noch locker sein und in den kleinen privaten Dingen all die Regeln und Gewohnheiten einfach mal loslassen?

Probieren wir es doch einfach aus!

Gönnen wir uns gleich morgen früh die erste köstliche Tasse Kaffee noch im Bett. Drücken wir unserem noch schlafenden Partner auch eine Tasse in die Hand und schließen mit uns selbst eine kleine Wette ab, ob er sich noch schnarchend den Kaffee über den Pyjama kippt oder vorher wach wird und seine Tasse ebenfalls genießt. Gehen wir zum Bäcker, ohne vorher die Zähne zu putzen, und wenn danach im Frühstücksradio zufällig unser Lieblingssong kommt, dann lassen wir der üblichen Rücksicht auf die Nachbarn für nur dreieinhalb Minuten die Zügel frei und tanzen am Abwaschberg vorbei.
Nehmen wir heute das Auto unseres Mannes und krümeln es schmunzelnd mit diversen Croissantkrümeln voll. Und nein, wir fahren nicht im Schritttempo, wir haben auch keine Angst vor einem Kratzer, sondern probieren jetzt auch mal selbst aus, was dieses Auto alles unter der Haube hat, die teure Stereoanlage testen wir gleich mit. Das Ganze tun wir einhändig, weil wir mit der anderen Hand den Kaffee festhalten müssen. Parken wir vorwärts ein und ruhig ein ganzes Stück weit weg

vom Bordstein, was nicht weiter schlimm ist, denn wir betrachten das heute als ausgesprochenen Ausdruck von Weiblichkeit.

Wenn wir im Büro angekommen sind, entschuldigen wir die lächerlichen zehn Minuten, die wir zu spät kommen, nicht schamrot, sondern mit einer Riesenportion Humor und der ehrlichen Ansage: »Zu lange getrödelt«. Heften wir ein großes Blatt Papier an die Bürotür, auf dem steht: »Lächeln!« und führen wir dann Buch darüber, wer lächelnd ins Büro kommt und wer nicht. Diese heimliche Buchhaltung ist heute unser eigentlicher Arbeitsmittelpunkt, und wir lächeln uns selbst durch den Tag und endlich einmal auch dann noch, wenn wir nach Hause kommen. Hier können wir endlich die Pumps und den BH loswerden, bestellen uns eine Pizza und einen Salat, den wir mit den Fingern schon mal vorweg stibitzen.

Gönnen wir uns und unserem Mann ein schönes Glas Wein und erzählen wir ihm heute einmal nicht von unserem blöden Chef, der ja sowieso nie sieht, wenn wir gute Leistung gebracht haben, sondern von unserem Lächeln-Schild und der Vorfreude auf die Tasse Kaffee morgen früh. Schließen wir mit ihm eine Wette darüber ab, ob er sich den Pyjama bekleckern wird oder nicht. Der Verlierer kann ja dann den Kaffee am darauf folgenden Morgen kochen.

Fassen wir es als unser Humorprojekt auf. Und nehmen wir auch Notiz davon, wie festgefahren manche unserer Verhaltensweisen sind. Lockern wir diese, damit wir selbst wieder lockerer werden. Und machen wir uns deutlich, dass es eigentlich schade ist, dass man sich so etwas heutzutage überhaupt *trauen* muss. Denn im Grunde sollte doch jeder Tag wieder viel schöner sein.

Die Dinge einmal locker lassen, das Herauskommen aus dem Trott – dadurch werden wir unseren Humor wiederentdecken. Damit meine ich also nicht einfach nur einen kleinen Urlaub zwischendurch oder einen Kinobesuch (Wann sind Sie eigentlich das letzte Mal im Kino gewesen?), sondern die innere Gelassenheit, wenn wir diese Dinge tun.

Den Körper lockern

Der Körper folgt immer unseren Gefühlen und drückt diese auch aus.

Jedes Gefühl, das wir in uns tragen, spiegelt sich sofort in unserer Körpersprache und -haltung wider. Wenn uns also Angst oder Verzweiflung gepackt haben sollten, empfinden wir diese nicht nur selbst, sondern unser Körper signalisiert sie an unsere Umwelt. Wir können sie also nicht verstecken. Ob es den Menschen um uns herum bewusst ist oder nicht, sie empfangen dieses Signal und reagieren instinktiv darauf. Das muss nicht so bleiben, denn daran können wir erfolgreich arbeiten.

Zunächst einmal aber möchte ich Sie für einige der häufigsten dieser Signale sensibilisieren. Schließlich müssen wir sie erst erkennen, bevor wir sie auflösen. Ich gebe Ihnen also einige Eindrücke aus meiner Praxis, die ich oftmals bei der ersten Begegnung habe, ganz besonders dann, wenn der Kinderwunsch schon lange besteht.

Offene Menschen haben Kopf, Herz und Bauch in der Balance. Diese Ausgewogenheit von Denken, Fühlen und aus dem Bauch heraus Handeln wäre die optimale Voraussetzung für eine Empfängnis, denn nur was offen ist, empfängt.

Eine Frau aber, die sich womöglich seit Jahren im dauernden Auf und Ab ihrer Gefühle befindet, ist gewöhnlich alles andere als offen.

Angst und Kontrolle haben nicht nur die Emotionen verletzt, sie sind in Form von Verengung, Verkrampfung und Zurückgezogenheit auch auf körperlicher Ebene zu finden.

Ich beschreibe Ihnen nun einige Auffälligkeiten, die einzeln, gruppiert oder insgesamt so auftreten können. Ich erlaube mir, alles etwas plakativ darzustellen, um anschaulicher zu werden. Also verstehen Sie dies bitte nicht falsch oder zu sehr auf sich selbst bezogen. Es ist nur eine Skizze, die uns zur Beobachtung dienen soll.

Körperliche Anzeichen von Angst, Trauer und Kontrolle

Angst und Trauer liest man im Gesicht, Zögerlichkeit im Handeln, die von den vielen »Niederlagen« herrühren mögen, dem Hang zum Grübeln, um alles zu überdenken.

Der Kopf und das Denken sind allzu sehr in den Vordergrund getreten und beinahe erscheint es, als sei er in seiner Größe nur noch schwer zu ertragen. Wir finden Denkerfalten oder den Beginn einer senkrechten Stirnfalte. Wir finden zu wenig Humor oder aber zu viel von vorgetäuschter Fröhlichkeit. Der Kopf ist vielleicht zu einem Kontrollinstrument geworden und nimmt zu viel Platz ein.

Sehr häufig ist er leicht zur Seite geneigt, als könne er nicht mehr gerade gehalten werden.

In den Augen stehen Angst, Trauer und Erschöpfung. Es fehlt das erfrischende Leuchten der Lebensfreude.

Der Mund ist geschlossen, die Lippen manchmal zusammengekniffen, so dass man sich unwillkürlich fragt: »Was ist so schwer im Leben dieser Frau, dass sie so sehr die Zähne zusammenbeißen muss?«

Der Gang ist unentschlossen, fast als würde die betreffende Frau mit jedem Schritt überprüfen, ob sie auf dem richtigen Platz ist. Das verwundert uns nun nicht mehr, befindet sich diese Frau doch wirklich zwischen den Stühlen: Ihren alten Platz hat sie verlassen und den neuen als Mutter noch nicht richtig eingenommen.

Die Schultern sind gebeugt und hängend, als würde sie einen schweren Rucksack tragen, was ihre Erscheinung kraftlos wirken lässt. Die Hände sind selten offen und gerne ruhelos, als befänden sie sich auf einer ständigen Suche

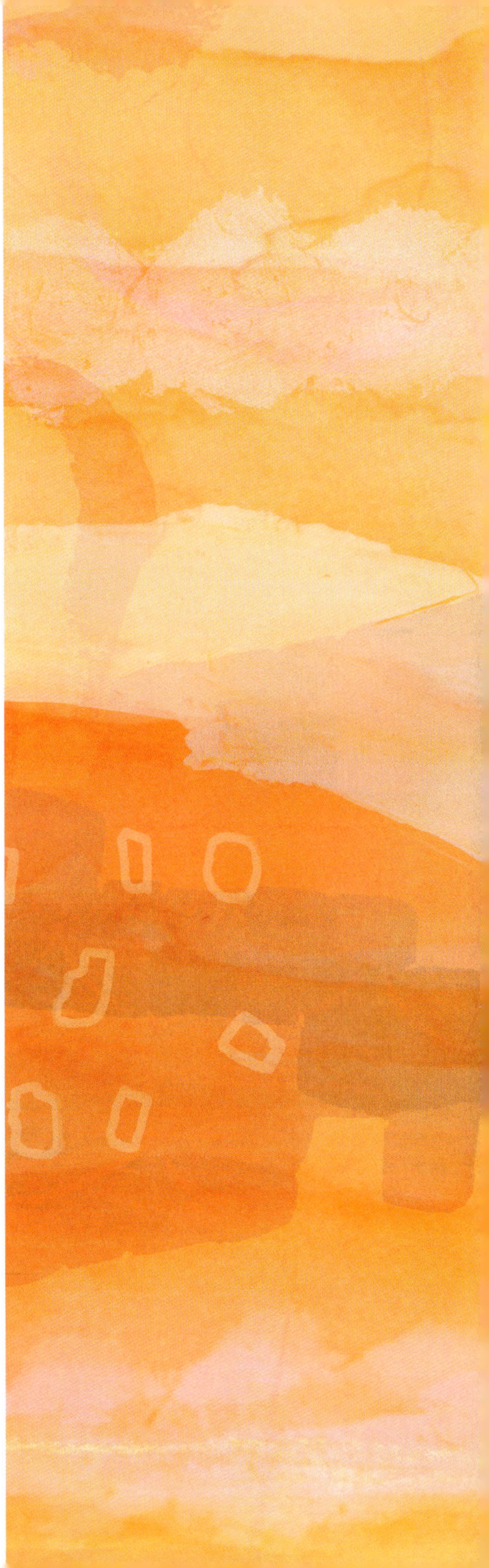

nach irgendetwas oder als wären sie eine Art Notventil für die emotionale anhaltende Unruhe.

Die Beine sind geschlossen, oft übereinander geschlagen oder in leichter X-Beinhaltung oder sie sind einfach nur in einer ständigen Anspannung. Hier kann ein Eindruck genitalen Verschlossenseins entstehen, bei dessen Anblick man sich unwillkürlich fragt: Soll nichts rein oder soll nichts raus?

Eine geknickte Frau steht auch geknickt. Die Hüfte wird zurückgezogen. Aus gutem Grund: Der Bauch kann inzwischen zum Mittelpunkt vieler Enttäuschungen geworden sein. Alles an uns funktioniert doch offenbar so perfekt, nur *er* nicht. Der Bauch ist doof. Er ist ein Verräter an uns und unserer Sehnsucht nach unserem Baby! Wer so empfindet, kann seinen Bauch nicht stolz vor sich hertragen, wie Schwangere das tun. Also wird er zurückgezogen.

Ich bemerke dies oft schon bei der Begrüßung oder einer herzlichen Umarmung. Hierbei entsteht Körperkontakt, doch ab der Hüfte ist er unterbrochen, als würde diese Frau mir ihren Bauch vorenthalten wollen oder als ginge der Körper einfach seiner Wege und ließe den Bauch dabei einfach auf der Strecke zurück.

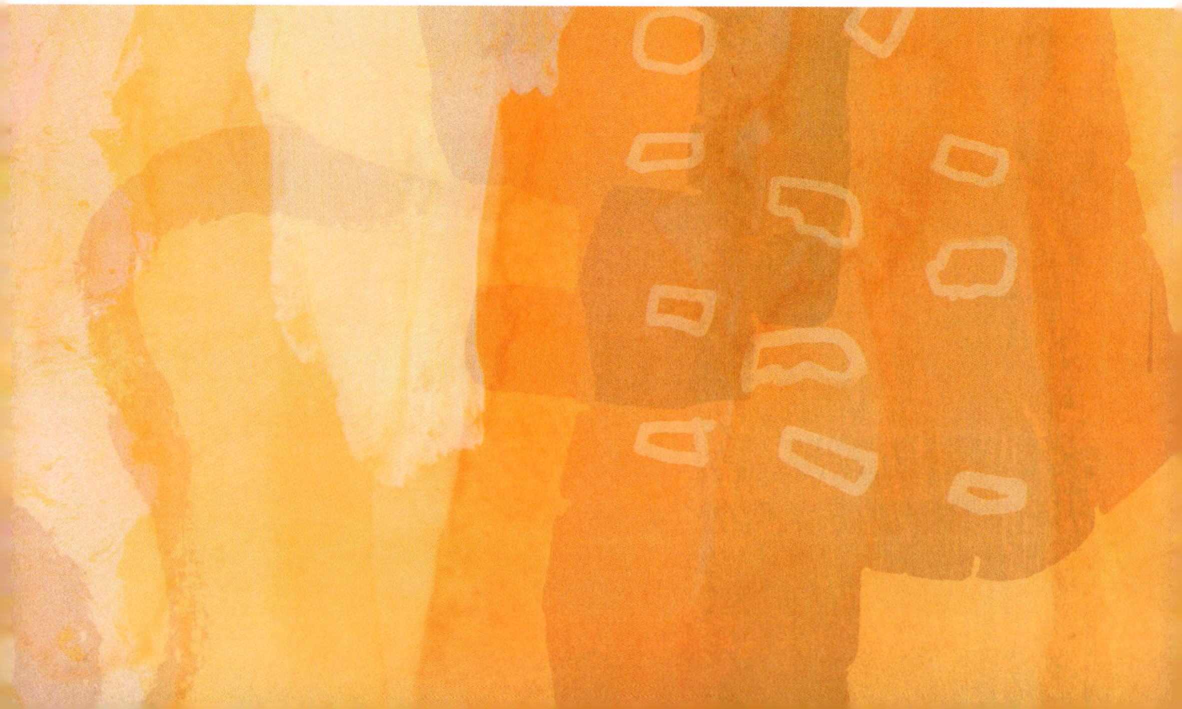

Die Spiegelübung – Verkrampfungen loslassen

Für die folgende Übung brauchen Sie einen Spiegel, der groß genug ist, um Ihren ganzen Körper zu zeigen, beispielsweise im Schlafzimmer, wo Sie auch ungestört sind. Basteln Sie sich eine kleine Lotschnur und befestigen Sie diese so, dass sie den Spiegel in der Mitte in eine linke und rechte Hälfte teilt.

- Stellen Sie sich so hin, dass die Lotschnur im Spiegel Ihren Körper genau in der Mitte der Länge nach teilt.

- Schließen Sie die Augen und versuchen Sie, möglichst gerade zu stehen.

- Öffnen Sie jetzt die Augen und überprüfen Sie, in welchen Bereichen Sie nicht gerade stehen und merken Sie sich diese.

Erklärung:

Wundern Sie sich jetzt bitte nicht, wenn Sie nicht gerade stehen, denn das gelingt keinem Menschen auf Anhieb. Man kann das aber üben und auch erreichen. Wir hatten ja bereits festgestellt, dass hinter jeder Verkrampfung des Körpers eine verletzte Emotion steht. Eine Veränderung unserer Gemütshaltung verändert also auch immer unsere Körperhaltung. Umgekehrt funktioniert das ebenso. Eine Veränderung der Körperhaltung wirkt direkt auf die Gemütshaltung ein.

Ziel ist es nun eine fehlerhafte Datei nach der anderen einzulesen und unserem Reparatursystem zugänglich zu machen. Es ist leicht, diese Emotionen aufzuspüren, und vor allem stets richtig, wenn wir uns hierfür an den körperlichen Signalen orientieren.

Das bedeutet: Wenn wir eine verkrampfte oder »schiefe« Region unseres Körpers einfach gerade stellen und bewusst entkrampfen, dann werden wir auch die Gefühle und Erinnerungen aufspüren, die sich hier manifestiert hatten.

Schauen wir uns also an, wie wir stehen, achten wir auf jede Zurückgezogenheit, jedes geknickt Sein und auf alles, was nicht im Lot zu sein scheint. Achten wir auch auf Verkrampfungen.

Mund

Werfen wir zuerst einen Blick auf unseren Mund. Er drückt unsere Gemütsverfassung meist sehr deutlich aus. Viele Menschen achten zwar zunächst auf die Augen, nehmen aber die Botschaft des Mundes ebenfalls wahr. Der Unterkiefer reagiert schneller und deutlicher auf unsere Umgebung, als uns dies recht sein dürfte. Sein Muskel ist der erste, der auf seelische Verspannung reagiert.

Versuchen Sie, diesen Muskel zu entspannen. Gähnen Sie ausgiebig, schieben Sie den Unterkiefer nach rechts und links. Am schnellsten und wirksamsten sind abwechselnde Vor- und Rückbewegungen. Sie werden sehen, nach nur kurzer Zeit dieser ungewohnten Gymnastik wird Ihr Unterkiefer entspannt und locker sein. Ihr Mund bekommt einen gänzlich neuen Ausdruck. Aus eben vielleicht noch verschlossenen Lippen ist jetzt ein unverkrampfter, leicht geöffneter Mund geworden.

Schließen Sie nun wieder die Augen und spüren Sie in diese neue Haltung hinein. Nehmen Sie dieses neue Gefühl in sich auf, damit Sie es eine Weile beibehalten können. Empfinden Sie, wie sehr die Aufmerksamkeit nach außen und in Ihre Umgebung sich verstärkt, sobald der Unterkiefer sich entspannt. Fühlen Sie sich wieder wie meine fünfjährige kleine Freundin Anna, die mit offenem Mund und offenem Herzen die ganze Welt um sich herum neugierig bestaunt, ohne sie zu bewerten.

So oder so ähnlich können Sie mit jeder Verkrampfung verfahren. Je öfter diese Übung wiederholt wird, desto anhaltender ist die körperliche Lockerung, der das emotionale Loslassen folgt.

Kopf

Lassen Sie den Kopf einfach fallen. In alle Richtungen und rundherum. Stellen Sie sich vor, dass er nichts mehr tragen muss, auch nicht sich selbst. Anschließend heben Sie den Kopf wieder und balancieren ihn so auf der Wirbelsäule aus, dass er dort quasi von allein bleibt. So leicht kann der Kopf sein, auch, wenn er obenauf ist.

Brust

Stellen Sie sich aufrecht hin, und strecken Sie die Brust heraus, die im Lateinischen den wunderschönen Namen »Mamma« trägt. Tragen wir unsere »Mamma« stolz vor uns her, machen wir uns frei von jedem Modediktat. Wenn eine Frau einen Mutterkonflikt in sich tragen sollte, dann ist ihre Brust mit Vorliebe das Organ, welches diesen zum Ausdruck bringt.

Hüfte

Richten Sie Ihre Hüfte gerade aus, und zwar in beiden Körperlängsachsen. Allein das »Richtigstellen« bewirkt oft, dass sich die Durchblutung des Bauchraumes sofort ändert. Das kann man spüren. Empfinden Sie, wie anders sich auch der Bauch anfühlt. Entlassen Sie ihn dann aus seiner Zurückgezogenheit.

Füße

Achten Sie darauf, dass Ihre Füße gerade und parallel stehen, »entknoten« Sie sie, spielen Sie einfach »Model« und nehmen Sie damit das Körpersignal zurück, welches der Umwelt signalisiert hatte: Ich habe mich verheddert.

Schultern

Schließen Sie die Augen und nehmen Sie gedanklich alles Gewicht von Ihren Schultern. Spüren Sie, wie Sie sich aufrichten und sich die gesamte Körperhaltung verändert.

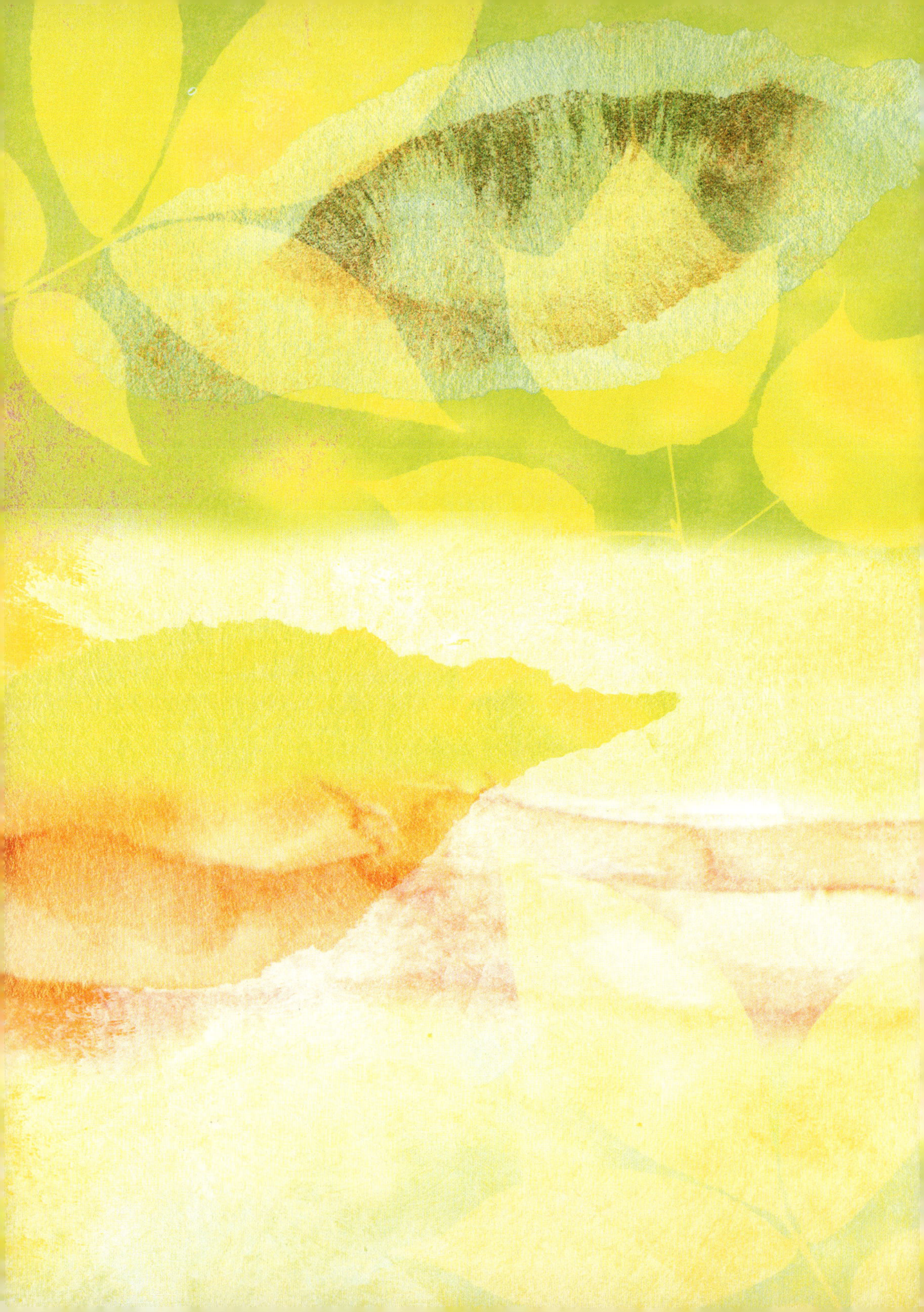

Teil III: Einen eigenen Weg finden

Ein Überblick

Seit Anbeginn der Menschheit gelten Frauen als geheimnisumwobene Trägerinnen des Lebens, weil sie Kinder empfangen und gebären. Ganz sicher möchte ich keinesfalls unsere Herren der Schöpfung übergehen – ihre Rolle ist ebenfalls eine Leben spendende. An dieser Stelle jedoch möchte ich dem weiblichen Zauber der Empfängnis ein wenig genauer nachspüren, damit wir uns zunächst einmal darüber klarer werden, was alles in uns geschieht und wirkt, wenn wir uns ein Kind wünschen.

Wobei das Wort »Kinderwunsch« keine sehr gut gewählte Formulierung für eines der ältesten emotionalen Erlebnisse ist. Im Gegenteil, es eignet sich ganz und gar nicht, um auszusprechen, was gemeint ist, ja schlimmer noch, es birgt so manche irreführende Gefühlsfalle in sich.

Der Begriff »Wunscherfüllung« erinnert uns an Dinge, die der Weihnachtsmann durch den Schornstein stopft oder an Etappen einer gesellschaftsgenormten und leistungsorientierten Lebenslaufbahn wie die »Abitur-Eigentumswohnung-Kinderzimmer«-Generation, unserer Generation nämlich, der man genau dies weiszumachen versuchte: Was man haben möchte, das muss man sich sehr wünschen oder hart erarbeiten.

Wo Altes sich nicht mehr bewährt, sucht man neue Wege.

Im Umgang mit unseren Emotionen, unserer Lebensfreude, unserer Zufriedenheit, unserer Liebesfähigkeit oder unserem Vertrauen, gilt diese Formel jedoch nicht. Sie gilt übrigens auch nicht, was unser Vertrauen in unsere Fruchtbarkeit betrifft, unser Selbstvertrauen als werdende Mütter und unsere tiefe Sehnsucht nach einem Kind.

Wenn wir hier also weiterhin den eingebürgerten Begriff »Kinderwunsch« verwenden, dann sollten wir uns darüber im Klaren sein, dass der Wunsch nach einem Kind kein gewöhnlicher, sondern ein ganz besonderer ist, denn ausgerechnet seine Erfüllung liegt nicht in unserem Ermessen, nicht im Ermessen der Medizin und auch nicht in dem des Klapperstorches. Jeder – Arzt, Heilpraktiker, Psychologe oder Eltern – kann alles ihm zu Gebote Stehende tun, um den Wunsch nach einem Kind so wahrscheinlich wie möglich in Erfüllung gehen zu lassen. Damit kommen wir einer Erfüllung sehr nahe, sie liegt aber nicht wirklich in unserer Hand, sie liegt in niemandes Hand, denn zwischen all unserem Wünschen und dem Baby in unseren Armen wohnt ein Zauber, der für sich selbst wirken muss.

Somit ist klar, dass wir in unserem Kinderwunsch auf keinerlei probate Lebensrezepturen zurückgreifen können. Und es kommt noch schlimmer: Um als Wunscheltern eine Erfüllung der Sehnsucht nach unserem zukünftigen Kind so wahrscheinlich wie möglich zu machen, müssen wir vertraute Gefilde verlassen und stattdessen einst verlassene, aber auch vollkommen neue Räume für uns wieder entdecken und zurückerobern.

Eine kunterbunte Vielfalt an Möglichkeiten!

Wann immer ich unterwegs bin, auf Kongressen oder Veranstaltungen zum Thema Kinderwunsch, finde ich in den zahlreichen dort ausliegenden Flyern folgende Aussage:

Unerfüllter Kinderwunsch? Ihre Alternativen sind: Eine künstliche Befruchtung oder eine Adoption!

Tatsächlich gibt es viel mehr Wege und Möglichkeiten als nur diese. Und als Wunscheltern sind Sie es, die diese Wege für sich auswählen und begehen.

Inzwischen gibt es viele natürliche Therapien mit vielversprechenden Erfolgen wie Luna Yoga, Akupunktur, Traditionelle Chinesische Medizin, Phytotherapie, Homöopathie, die Fruchtbarkeitsmassage aus dem Creative Healing. Auch die seelische und emotionale Arbeit gehört hierzu, sie kann ergänzend zu allen anderen Therapien zum Einsatz kommen, oder aber auch nur für sich selbst. Es erwartet Sie also eine kunterbunte Vielfalt an Möglichkeiten!

Jede von ihnen kann auf Ihrem individuellen Weg zum Kind ein Baustein sein. Treffen Sie deshalb Ihre Wahl in Übereinstimmung mit Ihrem Gefühl und Ihrer persönlichen Situation.

Der biologische Weg

Erstaunlich hierbei ist, dass es keine einheitliche Zeitspanne gibt, die ich nennen könnte, nach der Paare Hilfe suchen. Einige suchen sofort Unterstützung, vielleicht weil sie schon immer ein ungutes Gefühl hatten und befürchteten, sie könnten nicht allzu leicht schwanger werden. Andere »probieren« es schon seit vielen Jahren, bleiben erstaunlich gelassen dabei und wählen naturheilkundliche Wege, einfach, um der Natur damit auf die Sprünge zu helfen. Manche können sich eine künstliche Befruchtung erst gar nicht vorstellen. Das kann ethische, religiöse oder weltanschauliche Gründe haben, manchmal ist es auch schlichtweg eine Gefühlsentscheidung.

Die Etappen-Strategie

Sehr viele Paare versuchen es erst allein, dann suchen sie naturheilkundliche und psychologische Unterstützung und setzen sich ein Limit, nach dem sie dann auch beabsichtigen, schulmedizinische Hilfe in Anspruch zu nehmen. Das ist eine strategische Herangehensweise.

Künstliche Befruchtung

Auch innerhalb der Schulmedizin gibt es zahlreiche Nuancen der Konzeptionsunterstützung.

Viele Paare suchen sofort schulmedizinische Hilfe und halten alsbald glücklich ihr Baby im Arm. Für sie ist die Repromedizin ein Segen und ganz offensichtlich ein guter und verträglicher Weg zum Kind. Frauen ohne Eileiter haben gar keine andere Möglichkeit, als die künstliche Befruchtung, um schwanger werden zu können

Viele Paare brechen die repromedizinischen Versuche jedoch ab. Einige von ihnen haben große Probleme mit der Medikamentenverträglichkeit. Einige halten die verschiedenen Versuchszyklen entweder körperlich oder seelisch nicht durch.

Einige Paare entscheiden sich für ausländische repromedizinische Praxen, weil sie sie für geeigneter halten.

Unpassende Umgehensweise mit den Wunscheltern

Erstaunlich viele von ihnen kommen insgesamt mit dem »Flair« der Medizin nicht klar. Hier bleibt häufig ganz viel Traurigkeit übrig. Ich habe oft darum gebeten, diese Wunscheltern mögen mir sagen, was denn so weh getan hat, und ob es einen bestimmten Grund gab, warum sie die Behandlung abgebrochen haben.

Ich habe nie nur eine Antwort erhalten, und aus den Argumentationssalven vor allem die Umgangsweise mit den Patientinnen an sich heraushören können. Immerhin gibt es hier von einer Praxis zur anderen sehr große Unterschiede, und ich kann nur jedem raten, sich beispielweise im Internet Erfahrungsberichte betroffener Paare herauszusuchen und diese genauestens zu studieren, um sich dann für das Beste zu entscheiden. Für das Allerbeste!

Finanzielle Gründe

Je nachdem, in welchem Land Sie wohnen, wie Sie versichert und wie alt Sie sind, wie Ihre allgemeinen Lebensumstände aussehen, und vor allem je nach Gesundheitszustand, müssen Sie mehr oder weniger zu einem Befruchtungszyklus hinzuzahlen. Das kann sich durchaus in einem vier- oder fünfstelligen Bereich bewegen. Einige Paare setzen sich daher ein Limit. Andere wieder sagen sich, dass Geld sie auch nicht glücklich macht, wenn sie dabei aber kein Kind haben.

Hier sollte jeder im Vorfeld seine Möglichkeiten abwägen und vorsorgen, dass nicht vorzeitig und entgegen aller Gefühle die Behandlung abgebrochen werden muss.

Austherapiert

Einige Paare werden als austherapiert aus einer der vielen Kinderwunschpraxen entlassen. Das ist durchaus nichts Außergewöhnliches, immerhin kommt es deutschlandweit betrachtet in nur neun Prozent der künstlichen Befruchtungsversuche zu einem »Baby-take-Home«. Und kein Mensch kann darüber hinaus ermessen, wie viele Paare schließlich als austherapiert mit vielen guten Wünschen von dort entlassen werden: »Wir können hier nichts mehr für Sie tun, am besten vergessen Sie Ihren Kinderwunsch und werden ohne Kind glücklich.«

Das ist ein so schmerzlicher Abschied aus einer so hoffnungsvollen und vielversprechenden Therapiebemühung, dass ich kaum beschreiben kann, in welch unglücklicher und verzweifelter Gemütslage sich diese Paare dann befinden. Für sie ist es sicherlich am schwierigsten, all das Geschehene zu verarbeiten und dann aus einer stabilen emotionalen Situation heraus wieder neue und eigene Wege zu gehen.

Frauen und Paare über vierzig, denen die Krankenkasse keine künstliche Befruchtung mehr bezahlt, was ebenso für nicht verheiratete Paare gilt, suchen meist zunächst natürliche Alternativen. Für lesbische Paare ist die Entscheidung zwischen einer natürlichen Empfängnis und einer künstlichen Befruchtung oft ein herausfordernder Prozess. Denken wir an Männer, deren Krebsleiden erfolgreich behandelt werden konnte, einer der Preise hierfür jedoch die Zerstörung ihrer Zeugungsfähigkeit war. Denken wir an Frauen, deren Erbgut diagnostischen Strahlen zum Opfer fiel. Ihnen kann nur eine Eizellspende helfen, was lediglich im Ausland möglich ist.

Da wären auch manche Frauen, die gut und gerne ein Kind allein großziehen möchten und können. Für sie gilt es, zwischen einem One-Night-Stand, einem festen Partner, einer künstlichen Befruchtung oder einer

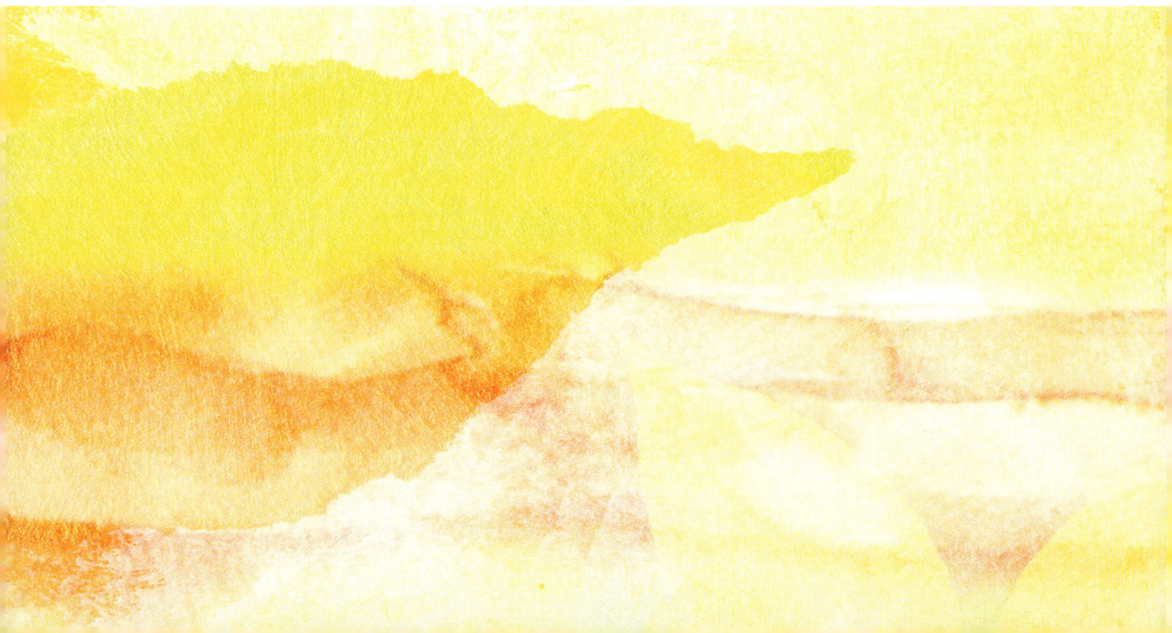

Samenspende aus dem Internet zu wählen – eine äußerst schwerwiegende Entscheidung.

Sie sehen, die Liste ist lang, vielfältig und noch längst nicht vollständig. Seien Sie sicher, dass meine Praxis voll ist, angefüllt von individuellen Ursachen, Voraussetzungen, Geschichten, Freuden und Traurigkeiten. Was hier zu sagen bleibt: Nicht ein einziger Kinderwunsch gleicht einem anderen! Auch gleicht kein Weg zu einem Kind einem anderen.

Ein Weg zum Kind ist immer so individuell wie die dazugehörigen Eltern, deren persönliche Geschichte, ihre Voraussetzungen und ihre Art und Weise, den Herausforderungen des Lebens zu begegnen, und nicht zuletzt fügt hier bereits das erwartete Kind seine ganz eigenen Gegebenheiten hinzu. Ebenso individuell sind die Umstände der Empfängnis und die ihrer Unterstützung.

Auf mehrere Pferde setzen

Verschiedene Möglichkeiten miteinander kombinieren!

Niemand kann Ihnen den perfekten Lösungsweg für Ihren Kinderwunsch verraten – Sie müssen ihn selbst finden. Sehr wahrscheinlich wird es eine Kombination aus verschiedenen Ansätzen sein. Wie auch immer Sie sich entscheiden, wie auch immer Sie beginnen – mein allerwichtigster Rat für Sie ist, dass Sie jeweils von vornherein sehr gründlich über den nächsten Schritt nachdenken und dass Ihre Gefühle damit auch übereinstimmen. Denn die häufigsten Fiaskos erlebe ich nach unbesonnenen Entscheidungen. Das kann ganz schnell gehen, da mag man eine harte Diagnose vorgesetzt bekommen, schaltet dann den Verstand aus und handelt blind. Dies ist niemals eine gute Vorraussetzung.

Das Gefühl muss mitentscheiden

Bevor Sie eine Wahl treffen, sollten Sie sich informieren und bei jeder neuen Idee äußerst gründlich in sich hineinhorchen. Fragen Sie nicht nur Ihren Arzt oder Apotheker, sondern immer zuerst sich selbst, Ihren Mann, fragen Sie gerne auch Ihr Wunschkind und Ihren Bauch.

Entwickeln Sie Ihre Entscheidung und lassen Sie sich Zeit dafür.

Wenn Sie sich entschieden haben, handeln Sie nicht gleich, sondern warten Sie, bis Sie das Gefühl haben, dass der richtige Zeitpunkt gekommen ist.

Frauen spüren das sehr genau! Wann immer oder wie auch immer es zu einer Schwangerschaft kam, erzählen sie mir hinterher: »Und dann habe ich *ganz* genau gespürt, dass *dies* jetzt der richtige Augenblick ist.«

Der psychologische Weg

Viele Paare, und ganz besonders Frauen, scheinen zu spüren, dass ihr noch nicht erfüllter Kinderwunsch seelische Ursachen hat. Dies sind körperlich offenbar vollkommen gesunde Frauen ebenso wie solche mit zahlreichen Diagnosen. Findet man diese seelischen Blockaden und löst sie auf, kann eine Schwangerschaft dann entweder auf natürlichem Wege eintreten, oder die nächste künstliche Befruchtung kann erfolgreich sein. Auf diese Art und Weise durfte ich Beobachterin für das zur Welt Kommen so mancher süßer Mehrlinge werden. Das seelische Vorankommen ist wirkungsvoll für sich selbst, es ergänzt aber auch alle anderen Wege.

Ich erinnere mich an eine Bäuerin, deren Hormonstatus als eine einzige Katastrophe bezeichnet worden war. Da sie nur ein- oder zweimal jährlich menstruierte, riet man ihr zur IVF (In-vitro-Fertilisation), die jedoch scheiterte. Hierzu erklärte sie mir mit ihrem bodenständigen, gesunden Menschenverstand: »Das konnte ja auch nichts werden, denn ich habe absolut nichts dazu beigetragen!« Ich verstand nicht gleich, was sie damit meinte, und hakte nach, fragte, was sie denn bei einer künstlichen Befruchtung hätte beitragen wollen? »Na, ganz einfach«, sagte sie, »ich war mit meinen Gefühlen nicht bei der Sache. Ich habe die Empfängnis nicht empfunden und mich nach dem Transfer auch nicht schwanger gefühlt. Stattdessen hatte ich nur Angst, dass ich die eingesetzten Embryonen wieder verlieren würde. So etwas macht normalerweise eine Mutter nicht.« Damit entschwand sie aus meinem Wirkungsfeld mit dem Vorsatz, daran etwas zu ändern. Wenige Monate später erhielt ich einen Anruf. Sie erzählte mir, dass sie einen positiven Schwangerschaftstest in den Händen halte. Das Kind war überraschend und auf natürlichem Wege empfangen worden. Da ihre letzte Regel fünf Monate her gewesen war, wisse sie nun nur nicht, wie weit fortgeschritten ihre Schwangerschaft war. Sie war damals übrigens in der sechsten Schwangerschaftswoche, hat dieses Kind inzwischen geboren, und zwei Jahre später noch ein weiteres. Sie menstruiert nun öfter, aber immer noch jenseits dessen, was man als Norm bezeichnen würde.

Oft wird angenommen, dass bei augenscheinlich gesunden Frauen und Paaren eine seelische Disposition der Grund für einen unerfüllten Kinderwunsch sei. Tatsächlich aber kommt es auch vor, dass bei offensichtlich funktionellen Störungen die ausschlaggebende Ursache dennoch im Psychischen zu finden ist. Manchmal liegt auch beides vor.

Obwohl ich seit 20 Jahren eine überzeugte Homöopathin bin und so manches bewährte naturheilkundliche Rezept empfehlen kann, obwohl ich die massive Regulationskraft der Fruchtbarkeitsmassage genau kenne und zu schätzen weiß, möchte ich ausdrücklich betonen, dass auch die Seele »ja«

sagen muss zum Kind. So setze ich in meiner Arbeit entweder nur auf die psychologische Therapie oder füge sie allen anderen hinzu. Immer!

Ruhe ins Spiel bringen

Es scheint demnach ziemlich egal zu sein, ob ein Paar sich für schulmedizinische Hilfe entscheidet oder aber für naturheilkundliche: Eine nervöse Betriebsamkeit rund um funktionelle Werte, die meist mit einer unglaublichen Hast und Hektik verbunden ist, und diese wiederum mit all der unterdrückten Niedergeschlagenheit ob der Unfähigkeit, nicht hinzubekommen, was im Freundeskreis offenbar jedem gelingt, ist sehr oft Ausgangspunkt bei meinen Patientinnen.

Da herrscht eine unglaublich große Sorge um all die Hormonwerte, Zykluslänge, -tempo und -charakter, um das Alter (die meisten meiner Patientinnen stehen kurz vor ihrem 40. Lebensjahr!), die Anzahl der Spermien kann, obwohl es zur Befruchtung ja nur eines einzigen bedarf und ihre Zähleinheit immer in Millionen angegeben wird, nie hoch genug sein. Vor allem aber scheint die Zeit davonzurennen. Und das in einem fürchterlichen Tempo, dass sich schon bei einem ersten Vorgespräch in meiner Praxis die Berichte überschlagen.

Psychische Blockaden äußern sich auch immer im körperlichen und funktionellen Bereich.

In einer solchen Verfassung werden nur die wenigsten Frauen schwanger, ganz unabhängig davon, für welchen Weg der Empfängnis sie sich entscheiden. Dann nutzt hier auch die beste Naturheilkunde nichts, denn es würde nur die eine Arznei gegen eine andere ausgetauscht, ohne dabei eine seelische Veränderung einzuleiten

Bitte keine Torschlusspanik!

Zeit ist eine Dimension, die nur der Kopf, aber nicht das Unterbewusstsein kennt. Folglich ist Ungeduld also keine Frage von unterbewussten Gefühlen, sondern ein Produkt des Denkens. Da mag es helfen, wenn wir unsere Denkmuster zunächst einmal aufspüren und genauer betrachten. Störende Denkmuster sind individuell. Sie müssen sie deshalb selbst für sich herausfin-

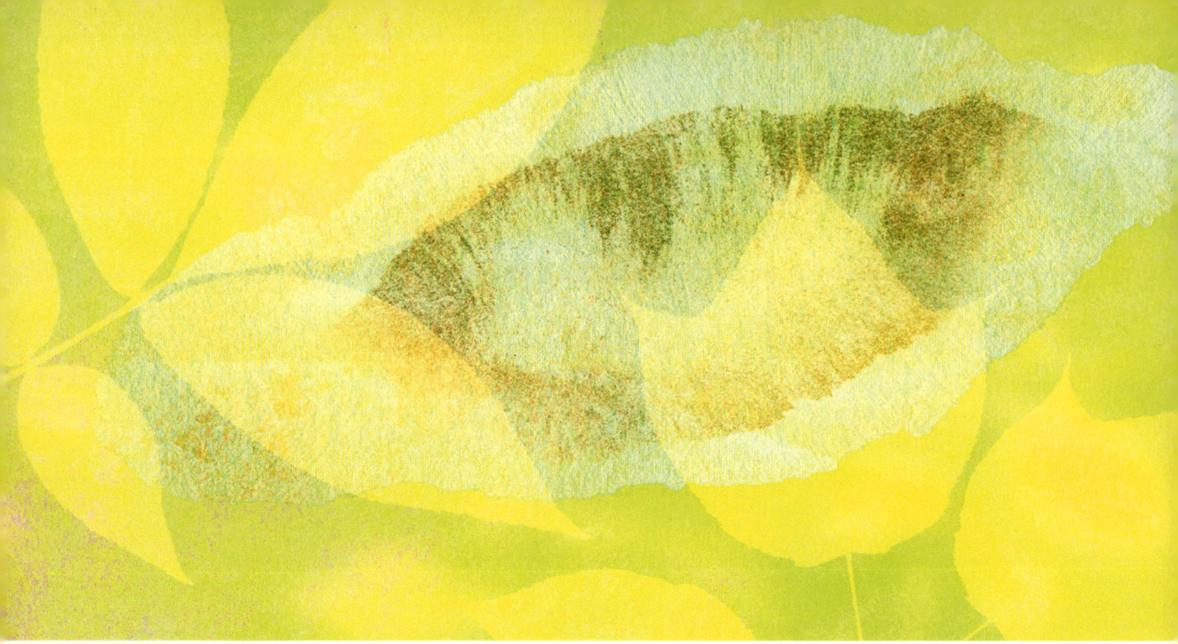

den. Für den Anfang stelle ich Ihnen ein sehr häufiges und typisches Fehlmuster vor:

In welchem Alter möchte ich ein Kind bekommen? Dies ist eine Frage unserer Lebensplanung. Und unserer Kultur. In der heutigen Zeit können wir hier auf Traditionen leider nicht mehr zurückgreifen, denn seit der Geburtenkontrolle entwickeln sich Umstände und Zeitpunkte der Empfängnis vollkommen neu. Es entsteht also gerade eine ganz neue Tradition, und wir sind deren Macherinnen.

Da ist es vollkommen unpassend, wenn wir uns in dieser eigentlich ja vollkommen neuen Phase mit den Argumenten aus grauer Vorzeit herumplagen. Diese brauchen genau jetzt ein regelmäßiges Update, und dafür ist es erforderlich, dass wir bitte selbst denken, um diesen veralteten Vorbehalten nicht auf den Leim zu gehen.

Den Kopf ausschalten – Strategie zur Geduldsübung.

Als ich Ende der siebziger Jahre als 19-jährige mein erstes Baby zur Welt bringen wollte, interessierte ich mich sehr für eine Entbindung in einem Geburtshaus. Zu dieser Zeit galten alle Geburten von Frauen über 25 als Risikogeburten und wurden im Geburtshaus nicht angenommen. Stellen Sie sich das einmal vor! Vor einigen Jahren hieß es dann, dass das Durchschnittsalter der Erstgebärenden in Deutschland zwischen 29 und 35 Jahren liege, wo es heute liegt, das weiß schon niemand mehr zu sagen, denn zu schnell entwickeln sich die Dinge.

Auch die psychologische Deadline von 40 Jahren stammt aus grauer Vorzeit. Dementsprechend fallen noch heute gewisse Studien rund um die Fruchtbarkeit aus, denn es wurde bisher noch nicht untersucht, inwieweit diese ab 45, ab 50 oder gar später noch abnimmt.

Insgesamt kann und darf man heute Zahlenmaterial kaum mehr Glauben schenken, denn dieses entsteht durch Methoden der Datenerhebung, die mit der rasanten gesellschaftlichen Entwicklung nicht mithalten. Da hilft es nur, eine eigene Position zu finden.

Eine Patientin von mir hat das einst wunderschön formuliert. Als sie während einer Familienfeier auf ihr »hohes Alter« im Kinderwunsch angesprochen wurde, antwortete sie einfach: »Ich weiß, aber bei mir ist das etwas anders!« Ich wünschte, Sie könnten sich von dieser Frau und ihrem Selbstbewusstsein eine gehörige Scheibe abschneiden!

Welches Bild dürfte wohl in einem Unterbewusstsein kursieren, wenn man unter Zeitdruck steht? In Anbetracht der Tatsache, dass das Unterbewusstsein ja keine Zeit kennt, findet sich hier zunächst Druck, und die Angst, mit seinem Vorhaben zu scheitern. Das Signal vom Unterbewusstsein an den Körper wäre also gänzlich falsch. Aus einer Angst, kein Kind bekommen zu *können*, wird der innere Auftrag, keines zu *bekommen*.

Viele Frauen finden beim Thema Torschlusspanik tatsächlich ein großes verschlossenes Tor zwischen sich und ihren Wunschkindern. Auch dieses Signal ist absolut nicht erwünscht. Beginnen Sie also, Ihr Tor allmählich wieder zu öffnen.

Um den Kopf zur Ruhe zu bringen, können wir jeden einzelnen dieser überholten Propagandasätze in uns aufspüren und ihm dann neue, eigene entgegensetzen. Beide Sätze werden sich dann so weit gegenseitig aufheben, dass sie gegen null tendieren und unser Kopf schließlich Ruhe gibt. Das dauert eine gewisse Zeit, was aber nichts ausmacht. Wiederholen Sie Ihre positiven Sätze einfach so lange, bis Sie sie auch fühlen können.

Wie man falsche Signale stoppt

Innere Bilder senden Signale an unseren Körper, an seine Funktionen und auch an die Hormone. Haben wir ein inneres Bild aufgespürt, welches ein unerwünschtes Signal an den Körper senden könnte, dann sollten wir dieses sofort korrigieren. Und das ist ja glücklicherweise sehr leicht: Wir kreieren einfach ein besseres Bild, von dem wir ausgehen können, dass es die richtigen Signale geben wird. Das Unterbewusstsein wird dieses neue Bild einlesen und sich für es entscheiden, weil es stressfreier ist. So wird eine neue Signalspur angelegt. Das Einlesen dieses Bildes erschließt dann vollkommen neues emotionales Gebiet, so, als würden Sie Ihre gewohnte Piste verlassen, in den Neuschnee eine neue Spur hineinfahren, aus der nach mehreren Abfahrten dann eine richtig große und breite Piste wird.

Es ist wichtig, dass Körper und Seele wissen, dass Sie bereit sind, ein Kind zu empfangen!

Das alte Bild mit den falschen Signalen wird dann allmählich vergessen, und organisch verhält es sich so, dass sich diese alten synaptischen Verbindungen im Gehirn dann allmählich auflösen.

Beim Korrigieren der Signale hilft uns also nicht nur das Reparatursystem, sondern Unterbewusstsein und Körper unterstützen es, verändern sich,

Jeder Gedanke und jede Handlung, die die Bereitschaft für ein Kind an Körper und Seele signalisieren oder dieses Signal verstärken, arbeiten in Ihrem Interesse. Erarbeiten Sie sich solche Signale.
Schaffen Sie Fantasiebilder in sich, die Ihrem Ziel förderlich sind.
Träumen Sie, bevor Sie einschlafen.
Erfinden Sie Märchen oder erinnern Sie sich an Geschichten, die positive Signale an Ihren Körper und Ihre Hormone senden. Lassen Sie beruhigt Ihre Logik aus dem Spiel, verwöhnen Sie Ihre Seele und seien Sie ab und zu eine Prinzessin oder eine kleine Barbie! Schreiben Sie ein wunderschönes Märchen. Denn Märchen haben vielerorts Tradition und sie mögen uns helfen, unsere Gefühle zu heilen.

und schaffen dann geeignete körperliche Vorraussetzungen zur Umsetzung des neuen Signals.

Das funktioniert übrigens auch, wenn man mogelt. Wenn Sie sich also ein Kind in Ihren Armen nicht vorstellen können, dann versuchen Sie es trotzdem. Ich versprechen Ihnen, dass es nach einiger Zeit gelingen wird.

Traditionelle Babybestellung

Der Klapperstorch

Betrachten wir die Geschichte vom Klapperstorch also einmal unter emotionalen Gesichtspunkten. In der Gegend, in der ich wohne, landen im Frühjahr viele Störche und fressen sich nach ihrer langen Reise ausgiebig satt. So hat man hier in unserem Dorf so etwas wie eine gastgeberische Haltung diesen schönen Vögeln gegenüber. Die Frauen jedoch nehmen beim Anblick eines Storches vorrangig Bezug zum Kindersegen. Jede von ihnen weiß natürlich, dass die Geschichte vom Klapperstorch ein Ammenmärchen ist, was sie aber nicht davon abhält, sie auf sich zu beziehen. »Flieg du bloß an mir vorbei«, sagen sie dann, »ich hab doch schon genug Kinder.«

Der Klapperstorch ist archetypisch und wirkt deshalb tiefer auf das Unterbewusstsein, als Fernsehwerbung es vermag. Aus unseren Kindheitsgeschichten gibt es zahlreiche Dateien, die behaupten, er bringe die Kinder.

- Glauben wir an diese Geschichten, dann wird der Storch unser Signal verstärken.
- Glauben wir nicht daran, kennen sie aber aus der Kindheit, dann wird die Begegnung mit einem Storch unser Signal ebenfalls verstärken.
- Glauben wir aber, dass der Storch jedem ein Baby bringt, nur uns nicht, dann haben wir es schon wieder mit einem negativen Signal zu tun, das wir korrigieren sollten.

Insgesamt ist der Klapperstorch mystisch und deshalb in unseren inneren Bildern hilfreich. Es macht nichts, wenn wir uns dabei ein wenig albern vorkommen, wir arbeiten ja mit inneren Bildern, und die müssen wir zum Glück ja nicht jedem verraten.

In meiner Kindheit habe ich zum Leidwesen meiner verhütungsbemühten Mutter immer wieder Zucker auf das Fensterbrett gestreut. Das konnte bei Regen recht klebrig werden, was mich aber nicht weiter gestört hat. Ich wollte unbedingt eine kleine Schwester haben und als ich zehn war, habe ich mich damit auch durchgesetzt.

Hypnoseerfahrungen

Innere Bilder sind in jedem Menschen vorhanden. In Hypnose oder Tiefenentspannung finden wir Erfahrungen aus früheren Leben. Unabhängig davon, ob diese womöglich stattgefunden haben oder nicht, ob ich an Wiedergeburt glaube oder nicht oder ob meine Patienten dies tun: Im Unterbewusstsein all meiner Patienten sind Bilder aus vergangenen Leben gespeichert. Der Umgang und die Begegnung mit ihnen gehört zu meinem täglichen Handwerk. Da ist es nur konsequent, nach und nach alle unterbewussten Signale so zu gestalten, dass sie unsere gedanklichen und emotionalen Ziele auch unterstützen, anstatt sie zu konterkarieren.

Aus diesem Erfahrungshorizont heraus muss ich auch davon ausgehen, dass die Seele frei entscheidet. Denn nur so stellt es sich in der Arbeit dar. Und dies bedeutet, dass die Seele in der Zeit, in der sie nicht gerade in einem Körper wohnt, ja schließlich irgendwo sein muss, wo immer das auch sein mag. Also machten wir uns eines Tages auf die Suche nach der Seele des ungeborenen Kindes. Wir begannen, in den Hypnose-Sitzungen mit all unseren Patientinnen immer auch nach den Befindlichkeiten der jeweiligen Wunschkinder zu fragen. Wir wendeten die Kamera weg von der Mutter hin zum Kind. Wir brauchten nicht lange zu suchen. Im Gegenteil, es entstand eher der Eindruck, dass die Kinderseelen richtig erleichtert waren, wenn ihre Mütter ihnen endlich einmal zuhörten. Hierfür begleiteten wir unsere Patientinnen in eine angenehme, tiefe Entspannung, suchten einen schönen Ort für die Begegnung aus und schickten sie dann in diesen inneren Bildern auf die Reise und Suche nach ihrem Kind. Dies ist stets ein ganz besonderer Moment, und ich gestehe: Auch ich habe hier so manche Träne vor Rührung mitgeweint. Nun kann man sich das aber nicht so vorstellen, dass Mutter und Kind sich nun in die Arme fallen und alles ist in Ordnung. Auch hier ist der Ausgang offen.

Das Kind macht mit.

Erwartungen an die Kinder

Zwischen manch einer Mutter und ihrem Kind steht irgendetwas. Zumeist wird es die Angst sein, so als sagte etwas in ihr: Ich habe Angst *vor* einem Kind. Dann würden wir also zunächst die Angst auflösen.

Es kann sich auch um eine andere Option handeln. Viele Frauen tragen feste Vorstellungen und Wünsche in Bezug auf eine Empfängnis mit sich herum, ohne dies überhaupt zu ahnen. In der Entspannung finden wir sie kinderleicht. Solche Wünsche wären beispielsweise:

- Ich hätte im Grunde lieber ein Mädchen als einen Jungen.
- Ich lasse mir zwar drei Embryonen einsetzen, hoffe aber sehr, dass nur ein Kind bleibt, denn Mehrlinge sollen sehr anstrengend sein.
- Hauptsache, mein Kind ist gesund.
- Ein Kind wird meinen Mann und mich noch mehr aneinander binden.
- Wenn ich schwanger werde, komme ich endlich aus meinem ungeliebten Job raus.

So kann es geschehen, dass so manch ein Kind während der ersten Begegnung zunächst einmal richtig losschimpft, denn sie alle wünschen sich eines: Als vollkommen unbeschriebenes Blatt zur Welt zu kommen.

Wartende Kinder

Wenn in unserem Unterbewusstsein Kinder schon sehr lange darauf warten, auf die Welt kommen zu können, dann wird ihr Signal an uns immer schwächer und sie finden sich allmählich damit ab, nicht geboren zu werden. Das ist dann umso trauriger, wenn deren Mütter doch all die Zeit aber genau auf dieses Kind gehofft hatten. Wir haben in zahlreichen Sitzungen in Tiefenentspannung solche Kinder befragt, was wir denn tun könnten, wenn sie derart geschwächt seien. Sie antworteten in etwa wie folgt: »Schwache Kinder brauchen starke Mütter.« Hiermit ist sicherlich keine Gewichtheberin gemeint, als vielmehr eine Mutter, die ihre Instinkte wieder pflegt und sich ihrem Kind weiter nähern kann, als andere Mütter dies tun.

Einer solchen Annäherung in der Realität geht immer eine Annäherung im Unterbewusstsein voraus.

Lied des Kindes

Wenn in Lappland eine Frau sich ein Kind wünscht, dann geht sie in die Natur und sucht nach dem Seelenlied ihres Kindes. Wenn sie es gefunden hat, kehrt sie ins Dorf zurück und singt dieses Lied allen anderen vor. Es ist das Seelenlied dieses Kindes und wird dann bei seiner Geburt gesungen und an seinen persönlichen Feiertagen. Zur Beerdigung eines Menschen wird zum Abschied sein Seelenlied ein letztes Mal gesungen.

Ich habe das dann auch einmal probiert. Gemeinsam mit einer jungen Wunschmutter haben wir das Lied ihres Kindes gesucht. Das war anfangs etwas hölzern und wir mussten uns zunächst »frei singen«. Dann aber hatten wir es. Eine süße kleine Melodie besuchte uns und blieb so, wie es einem manchmal bei Ohrwürmern im Radio passiert, man bekommt sie einfach nicht mehr aus dem Kopf. So ging es uns mit dieser kleinen Kindermelodie, ich höre sie sogar jetzt noch, wo ich dies schreibe, sie ist einfach immer wieder da.

Der Wunschbaum

Im Mittleren Osten gibt es Wünschbäume, die in der Nähe der Dörfer stehen. Hat man einen Wunsch, dann besucht man diesen Baum, spricht leise seinen Wunsch aus und bindet als Symbol dieses Wunsches ein schmales buntes Stoffband in diesen Baum.

Auch ein Kind darf man sich wünschen. Und während dieser Zeit flattert dann ein buntes Stoffband im Wind, im Regen, in der Sonne. Vielleicht hängt es dort im Herbst, wenn alles Leben sich aus der Natur zurückzuziehen scheint, im Winter Kraft sammelt, um im Frühjahr dann wieder einen neuen Zyklus zu durchlaufen. Durch die Knoten im Stoffband hat sich so eine Wunschmutter vielleicht noch enger mit den Zyklen des Lebens verbunden.

Die Silberschnur

Viele Frauen nehmen in ihrem inneren Erleben die Verbindung zu ihrem Wunschkind in Form einer Silberschnur wahr. Wie so etwas aussehen kann, möchte ich ausnahmsweise an einem sehr persönlichen Ereignis etwas anschaulicher machen.

Ich war zu einer guten Freundin nach Lübeck eingeladen. Es wurde eine Art Weibertreffen und wir waren neun Frauen, zusammengekommen aus ganz Deutschland. Eine von uns hatte mit ihrer Familienplanung bereits abgeschlossen, zwei hatten ein Verhütungsproblem und die restlichen fünf hatten einen langen und großen Kinderwunsch. So feierten wir den Geburtstag der einen von uns und kamen spät in der Nacht auf die weinlaunige Idee, gleich auch etwas für den Kinderwunsch zu tun. Unter dem freien Himmel einer lauen Sommernacht begleiteten wir zwei der Frauen in ihren inneren Bildern zu ihrem Kind – in der Gewissheit, dass bei so viel Frauenpower alles ganz leicht gehen würde. Das tat es aber nicht, denn die Mütter konnten ihre Kinder nicht finden.

Eine von uns hatte kurz zuvor auf einem Seminar eine ähnliche Situation erlebt und dort spontan in dieser Traumreise eine Silberschnur erfunden, mit der die Mütter eine Verbindung zu ihren Kindern herstellen konnten. Diese Silberschnur brachten wir nun also ebenfalls ins Spiel und stellten nach kurzer Zeit fest, dass durch sie zwar der Kontakt zu den Kindern hergestellt wurde, aber die Kinder hatten sich verirrt. Statt zu ihren Müttern hin, bewegten sie sich von ihnen weg. Sie waren schwach und ihre Umgebung dunkel statt hell, ihre Mütter nahmen sie kaum wahr, die Orientierung hatten sie schon lange verloren.

Wir sandten Boten zu den Kindern aus, die sie dabei unterstützten, die Bewegungsrichtung zu ändern. Das war kein leichtes Unterfangen, denn die Kinder hatten ohne die Nähe ihrer Mütter große Angst davor und es kam ihnen vor, als müssten sie einen Kopfsprung in ein dunkles Nichts vollziehen. Innerhalb dieser mütterlichen Nähe und des Beistandes krabbelten sie schließlich mutig an der ausgeworfenen Silberschnur entlang, direkt in die Arme ihrer Mütter.

Zwei Wochen später bekam ich die SMS der einen Freundin aufs Handy. Sie war schwanger! Nach vielen Jahren Kinderwunschzeit, nach vergeblichen Versuchen künstlicher Befruchtung und einer anschließenden Auszeit von alledem, war sie das erste Mal in ihrem Leben schwanger.

Nur vier Tage später bekam ich eine weitere SMS: Eine zweite Freundin war ebenfalls schwanger geworden, im gleichen Zyklus, das war ein kleines Wunder.

Das waren unsere Lübeck-Babys Oskar und Henriettchen, die inzwischen schon auf eigenen Füßchen durchs Lebens stapfen und wenn sie bei mir zu Besuch sind, gerne meine Küche vollkrümeln und durcheinander bringen dürfen.

Ganz diebisch freute ich mich, dass ausgerechnet diejenige von uns, deren Familienplanung bereits abgeschlossen war, nur wenige Monate später feststellte, dass die Silberschnur, die sie selbst einst auf einem Kinderwunschseminar erfunden und für andere ausgeworfen hatte, nun auch ihr selbst noch einen kleinen Nachwuchs bescherte. Ihre Tochter Lina ist meine kleinste Nachbarin und verschleppt mit Vorliebe meine diversen Fernbedienungen.

Auf einem Kinderwunschkongress berichtete uns später Theresia de Jong von einem Naturvolk, dessen junge Frauen, sobald sie sich ein Kind wünschten, beginnen, heimlich eine Silberschnur nach ihm auszuwerfen. Das muss eine Art Grundvorstellung für die spätere Nabelschnur sein, denn die junge Frau hält das eine Ende und das Kind befindet sich am anderen.

Ich übernahm also die Silberschnur in meine Arbeit und seitdem funktioniert sie ganz wunderbar.

Inzwischen werfen viele Frauen, die ihre Kinderwunschzeit in meinem Forum gemeinsam verbringen und sich austauschen, für sich selbst und andere Silberschnüre aus. Die Ergebnisse sind erstaunlich und berührend, wie eigentlich alles, was einer echten Vorfreude aufs Kind gleichkommt. Nicht nur, dass Mutter und Kind sich endlich näher kommen: es ist auch viel besser als Ungeduld und Temperaturkurvendiskussionen.

Überall auf der Welt scheint es die unterschiedlichsten Traditionen der Frauen zu geben, in denen es darum geht, mit der Kraft der inneren Bilder ihre Wünsche zu erfüllen und um die Nähe zu ihren Wunschkindern herzustellen. So gesehen initiieren sie also den Übergang in die Phase der Empfängnis.

Sie sehen also, die Geschichten um unserer Kinder Wege ins Leben sind wie Schneeflocken, von denen man ja weiß, dass keine jemals einer anderen gleicht. Es mag sich daher lohnen, ihnen von nun an etwas mehr Aufmerksamkeit zu schenken, zumindest aber tut es unglaublich gut, sich von ihnen berühren zu lassen.

Das Schönste hieran: All diese Begegnungen haben etwas bewegt, denn aus Frauen mit einst unerfülltem Kinderwunsch sind nun *Mütter* geworden. Mütter in einer erfüllten Kinderwunschzeit.

Mütter, die eine innere Hinbewegung zu ihrem Kind ganz zauberhaft vollzogen haben und die als Konsequenz daraus ihre Kinder wieder wahrnehmen können, die von ihren Babys träumen und diese Träume in ihren Kinderwunschtagebüchern notieren.

Hören Sie die Stimme Ihres Kindes.

Ihre Beweggründe sind mütterlicher Natur, ihre Instinkte sind mütterlich, ihr Verhalten ist mütterlich, denn sie gehen ihren Kindern entgegen und unterstützen sie. Sie schauen nicht mehr auf ihre Hormone, sondern auf ihre Kinder. Ihr Glas ist fast voll. Sie kennen bereits die eine oder andere charakterliche Veranlagung ihres Kindes, sie verhalten sich wie Mütter, also *sind* sie es auch!

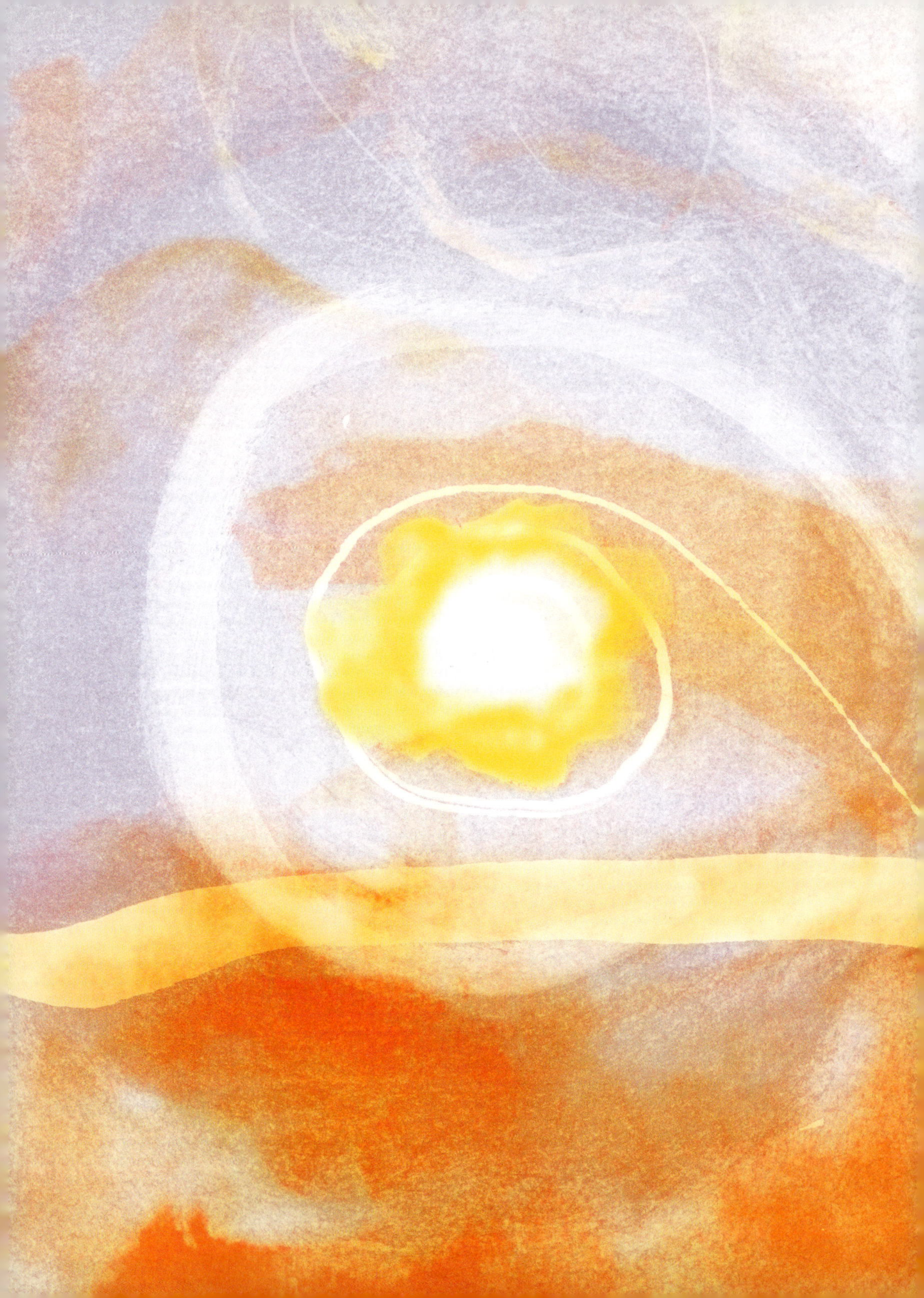

Teil IV: Heilung der Gefühle

Die Macht der Gefühle

In jedem Menschen wirken zu jeder Zeit, an jeder Stelle und in jedem Moment all seine Gefühle. Unsere Gefühle sind die eigentlichen Königinnen unseres Körpers, denn sie regieren über jede einzelne Zelle. Jede Zelle speichert diese Gefühle und kann sie auch erinnern. Darüber hinaus sind unsere Körperzellen kommunikationsfähig. So können sie sich untereinander verständigen. Sie können aber auch Signale an andere Menschen weitergeben. So ist also jeder Mensch fähig, unterbewusste Signale anderer Menschen zu empfangen und ebenso unterbewusst auszuwerten.

Wir sind, was wir fühlen.

Das ist so, ob wir es merken oder nicht, das ist so, ob wir es wollen oder nicht.

Bauchbedeutungen

Bestimmte Gefühle lassen sich bestimmten Organen zuordnen. Auch der Volksmund kennt diese Zuordnungen. Da ist uns eine Laus über die Leber gelaufen, da schlägt uns etwas auf den Magen, wir haben die Nase voll oder zu viel um die Ohren. Manche Dinge können Bauchweh machen. Andere wieder Kopfzerbrechen. Manchmal haben wir Angst im Bauch, ein andermal Wut.

Was Gefühle mit unserem Bauch anstellen.

In Deutschland genießt der Bauch nicht sonderlich viel Anerkennung oder Respekt. In anderen Kulturen ist dies anders. Er scheint eines der kontroversesten Körperteile überhaupt zu sein. Niemand wird so sehr geliebt und gleichzeitig so abgelehnt. Da gibt es Waschbrettbäuche, Bierbäuche, unsichtbare Bäuche, Wohlstandsbäuche, Babybäuche, Barbiebäuche, Umstandsbäuche und umständliche Bäuche.

Auch stellt der Bauch offenbar ein Zentrum der Empfindungen dar: So manches kleine Kind mit Ohrenschmerzen lokalisiert diese in seinem Bauch. Wenn Sie sich Bilder von Vorschulkindern anschauen, werden Sie dort rätselhafte Punkte oder kleine Kreise auf den Bäuchen ihrer Selbstbildnisse finden, angedeutete kleine Bauchnabel, so als helfe ihnen die Erinnerung an ihre Nabelschnur die neue tägliche Abwesenheit ihrer Mütter besser zu ertragen.

Den Bauch zurückerobern

Ich erlebe es immer wieder, dass Frauen, wenn ich sie nach ihrem Verhältnis zum Bauch frage, mir berichten, dass dieses sich im Laufe der Zeit verändert hat. Sie beschreiben, wie sie den Bezug zu ihrem Bauch nach und nach verloren haben, weil so viele negative Gefühle mit ihm verbunden sind. Viele Frauen entwickeln dadurch im Laufe der Zeit Schuldgefühle, weil sie ja wissen, dass ein gutes Körpergefühl einer Empfängnis wesentlich zuträglicher wäre. Gleichzeitig wissen sie aber auch nicht, was sie dagegen tun können.

Unsere Natur wiederfinden und annehmen.

So stellt dies in unserem Körpergefühl ein weiteres emotionales Schachmatt dar, in dem aber glücklicherweise nun wir am Zug sind. Sorgen wir also dafür, dass es der richtige wird.

Schauen wir uns den Bauch zunächst einmal genauer an. Vielleicht haben Sie ihn schon bei der Spiegelübung auf S. 51 ff. etwas eingehender betrachtet. Schon beim Geradestellen der Hüfte kommt der Bauch in eine andere Position, er wird ganz anders durchblutet. Allein durch unser Hinschauen werden wir die eine oder andere kleine Reparatur in Gang gesetzt haben.

Ganz ehrlich: Ich kenne keine Frau, die nach langer Kinderwunschzeit in meine Praxis kommt, stolz ihren Bauch berührt und sagt: »Mein Bauch und ich sind die allerbesten Freunde. Ich finde ihn so großartig, dass ich ihn gar nicht genug loben kann.«

Das sieht in der Realität ganz anders aus. Sie ist regelrecht sauer auf ihren Bauch, weil der scheinbar nie tut, was sie will. Er menstruiert einfach andauernd, dabei schmerzt er vielleicht auch noch, dann kommt er ständig aus dem Rhythmus, und das Schlimmste an ihm ist: Er ist immer noch leer! Das geht den meisten Frauen so. In der Kinderwunschzeit verstärkt sich dieses

Gefühl. Bei unserem Vorhaben, ein Kind zu empfangen, macht er einfach nicht mit und wird dadurch zum Verräter.

Eine solche Empfindung ist äußerst verständlich. Wenn wir jedoch davon ausgehen, dass wir in puncto Empfängnis ein Team mit unserem Bauch bilden sollten, ist dies keine gute Vorraussetzung für eine gelungene Zusammenarbeit. Es ist also nur vernünftig, wenn wir beginnen, diese Zusammenarbeit zu verbessern.

Weinende Bäuche

In der emotionalen wie auch der körperlichen Arbeit stellt sich dies genauso dar.

Wenn wir in der Praxis oder in den Seminaren die Bäuche der Frauen sanft und sensibel massieren, dann passiert es bei der Arbeit an den Reflexzonen der Gebärmutter regelmäßig, dass spontan Tränen fließen. Es sind erleichternde Tränen. Vielen Frauen kommt es dann so vor, als weine die Gebärmutter. Einige werden wütend, wieder andere bekommen das volle Ausmaß ihrer Angst zu spüren. Nur kurze Zeit später werden daraus Tränen der Erleichterung. Das ist es, was wir zu erreichen versuchen, denn wenn man einmal die angestauten und verletzten Gefühle aus dem Bauch entlassen hat, dann ist der Zustand hinterher so wunderschön, dass man danach keine Gefühle dort einschließen möchte. Die Heilung der Bauchgefühle zieht zumeist eine Veränderung der Hormonwelt nach sich.

Es gibt einen Weg in den »weinenden Bauch« und verschiedene Wege wieder hinaus.

In dem Augenblick, da wir unsere Bäuche als Partner begreifen, wird sofort klar, was sonst oft übersehen wird. Eine meiner Patientinnen hat es nach einer künstlichen Befruchtung so formuliert: »An meiner Gebärmutter ist immer nur herumgemäkelt worden. Der Bauch wurde aufgeschnitten, dann wurde reingeguckt, bevor er wieder zugenäht wurde. Es wurden ihm Eizellen entnommen und später befruchtet wieder eingesetzt. Und ich hatte die ganze Zeit über immer nur Angst, dass weder mein Bauch noch ich das kann. Jetzt begreife ich, wie schlecht ich im Grunde mit ihm umgegangen bin.«

Auch im Alltag neigen wir dazu, nicht sehr nett mit dem Bauch umzugehen. Wenn wir menstruieren, erkennen wir nicht an, welch eine Leistung und welche eine Intelligenz hinter nur einem einzigen Monatszyklus stecken mag, sondern sehen nur, was er nicht geleistet hat. Weil wir offenbar andere Pläne haben als er.

Liebevoll mit dem eigenen Bauch umgehen

Zuallererst sollten wir lernen, anzuerkennen, dass unser Bauch täglich Höchstleistungen vollbringt. Diese mögen im Moment noch nicht ganz unseren eigentlichen Vorstellungen entsprechen, aber es ist eine Leistung vorhanden, also verdient sie Anerkennung. Dadurch schaffen wir eine bessere Grundlage für eine positive und erfolgreiche Zusammenarbeit.

Seien wir insgesamt also weniger mürrisch, wenn der Bauch zwickt, der Eisprung sich verschieben sollte oder eine Schwangerschaft sich nicht gleich einstellt. Richten wir unsere Aufmerksamkeit wieder darauf, dass unser Glas halb voll ist und nicht halb leer. Jeden Tag schenkt unser Bauch uns Signale, die darauf schließen lassen, dass er wirklich »ackert«. Lehnen wir uns also zurück und danken ihm dafür. So mag es uns gelingen, im Laufe der Zeit wieder mehr Toleranzen für ihn aufzubauen. Für das, was er tut.

Diese Art Toleranz würden wir unseren späteren Kindern gegenüber ja auch aufbringen, wenn sie gerade dabei wären, etwas Neues zu lernen. Fahrrad fahren, Schwimmen, alleine Essen oder Sauberwerden – all dies sind Dinge, die nicht gleich über Nacht funktionieren werden. Es ist oft ein langer Weg, bis unsere Kinder eine neue Fähigkeit erlernt haben. Wer käme da auf die Idee, sie für »nur« Teilerfolge gleich zu schelten? Oder gar wütend auf sie zu werden? Oder ihnen auch nur Vorwürfe dafür machen, dass das alles viel zu lange dauert?

Gehen wir mit uns selbst am besten ebenso um. Tolerant, verständnisvoll und geduldig. Schenken wir unserem Körper Anerkennung für das, was er leistet, anstatt uns darin zu verrennen, was er womöglich nicht leistet.

Und verlassen wir uns darauf, dass der Körper immer auf dem Weg ist, sich selbst zu heilen. Wenn er es also für nötig halten sollte, mehrere Zyklen lang ruhiger zu treten, fast so, als würde er ausholen für den einen richtigen Zyklus, dann sollten wir dies vollkommen ihm überlassen, er weiß es ohnehin besser. Tatsächlich stellen wir immer wieder fest, dass der Zyklus sich verändert, sobald eine Frau in die Kinderwunschzeit gelangt. Machen wir hier nicht den Fehler, dies bewerten zu wollen.

Diese Visualisierungsübung kann Ihnen dabei helfen, ein positives Verhältnis zu Ihrem Bauch aufzubauen:

- Stellen Sie sich vor, dass Ihr Kind ebenso gerne zu Ihnen, seiner Mutter, kommen möchte, wie Sie selbst zu ihm.
- Stellen Sie sich vor, dass es ein besonderes Kind ist, und Sie eine ganz besondere Mutter.
- Das gegenseitige Warten aufeinander mag eine Art besonderer Verlängerung der Schwangerschaft sein, dann könnte man ja sagen, Sie sind jetzt schon schwanger und werden bald Mutter.
- Es macht nichts, wenn Ihr Kind dabei noch etwas üben muss.
- Es macht nichts, wenn Sie dabei noch etwas üben müssen.
- Ihr Bauch ist das Sprachrohr zwischen Ihnen und Ihrem Kind.
- Ihr Bauch ist der Einzige, der weiß, was richtig ist und was zu tun ist.

Mir persönlich gefällt die Bezeichnung »Heiliger Raum« für den Bauch am allerbesten. Er entstand einst in einer Hypnosesitzung. Eine schwangere Frau wusste nicht, ob sie eine Fruchtwasserspiegelung zur Absicherung des Chromosomenstatus vornehmen lassen sollte oder nicht. Sie hatte sehr lange darüber nachgedacht, konnte aber allein zu keiner Entscheidung kommen und bat deshalb um Hilfe.

In tiefster Entspannung konnte sie also noch einmal genauer in sich gehen; nahm dann Kontakt zu ihrem ungeborenen Baby auf, und beschloss, doch einfach das Kind selbst zu befragen. Sie fragte also ihr Baby, was es denn von einer Fruchtwasseruntersuchung hielte.

Sie erklärte ihm, dass hierfür mit einer Injektionskanüle die Fruchtblase durchstoßen würde, um Fruchtwasser zu entnehmen. Es würde sozusagen »Besuch« bekommen.

Das Kind antwortete: »Aber doch nicht im heiligen Raum!«

Wie auch immer diese Antwort zustande gekommen sein mag, sie wurde gegeben. Ich verliebte mich in diese wunderschöne Formulierung und behielt sie bis heute bei. Meinen Patientinnen geht es ebenso.

Ein solcher Begriff macht es viel leichter, all die positiven Zusammenhänge und Bedeutungen um unseren Bauch zu umschreiben. Vielleicht mögen Sie sich ja einmal all die positiven Seiten Ihres Bauches etwas mehr vergegenwärtigen. Das wird Ihnen helfen, in Zukunft etwas netter zu ihm zu sein.

Nicht nur durch eine Korrektur unserer Ansichten kann sich unser Bauchgefühl verbessern. Es gibt auch zahlreiche kleine Tipps, die zur Anwendung kommen können. An dieser Stelle möchte ich Ihnen folgende Anregung geben.

Wie lange mag es her sein, dass Sie liebevoll Ihre Hand auf den Bauch gelegt haben?

Versuchen Sie es doch einmal. Es geht am besten abends vor dem Einschlafen oder morgens kurz vor dem Aufstehen. Legen Sie einfach die Hände auf den Bauch und stellen Sie sich vor, Sie begrüßen ihn. Stellen Sie sich vor, aus Ihren Handflächen strömte warmes Licht in den Bauch hinein. Warten Sie einfach ab, wie Sie sich fühlen und was passiert.

Viele Frauen empfinden Wärme, manchmal knurrt auch der Magen – ein sicheres Zeichen der Entspannung. Es kann emotional recht berührend sein, auf diese Art einfach gut zu sich selbst und seinen Bauch zu sein.

Auch die folgenden Übungen helfen Ihnen, mit Ihrem Bauch in Kontakt zu bleiben:

Verbindung Herz – Bauch – Kopf herstellen

Wenn Sie sich gut fühlen, legen Sie eine Hand aufs Herz und belassen die andere auf dem Bauch. Stellen Sie sich vor, wie Herz und Bauch sich miteinander verbinden und kommunizieren.

Emotionen entlassen

Falls beim Hineinfühlen in den Bauch Emotionen hochkommen sollten, lassen Sie dies in aller Ruhe und in dem Wissen geschehen: Dies ist nur eine Art Frühjahrsputz, unser Reparatursystem arbeitet bereits und was jetzt herauskommt, wird später nicht mehr »drinnen« sein.

Gespräche mit der Gebärmutter

Sie können sogar mit Ihrer Gebärmutter sprechen. Nachdem Sie alle Emotionen aus ihr entlassen haben, ist nun ein guter Zeitpunkt gekommen, neue Signale an sie zu geben. Sie können ihr eigentlich alles sagen, was Sie möchten. Tun Sie dies in inneren Bildern, formulieren Sie in der Gegenwart und immer positiv.

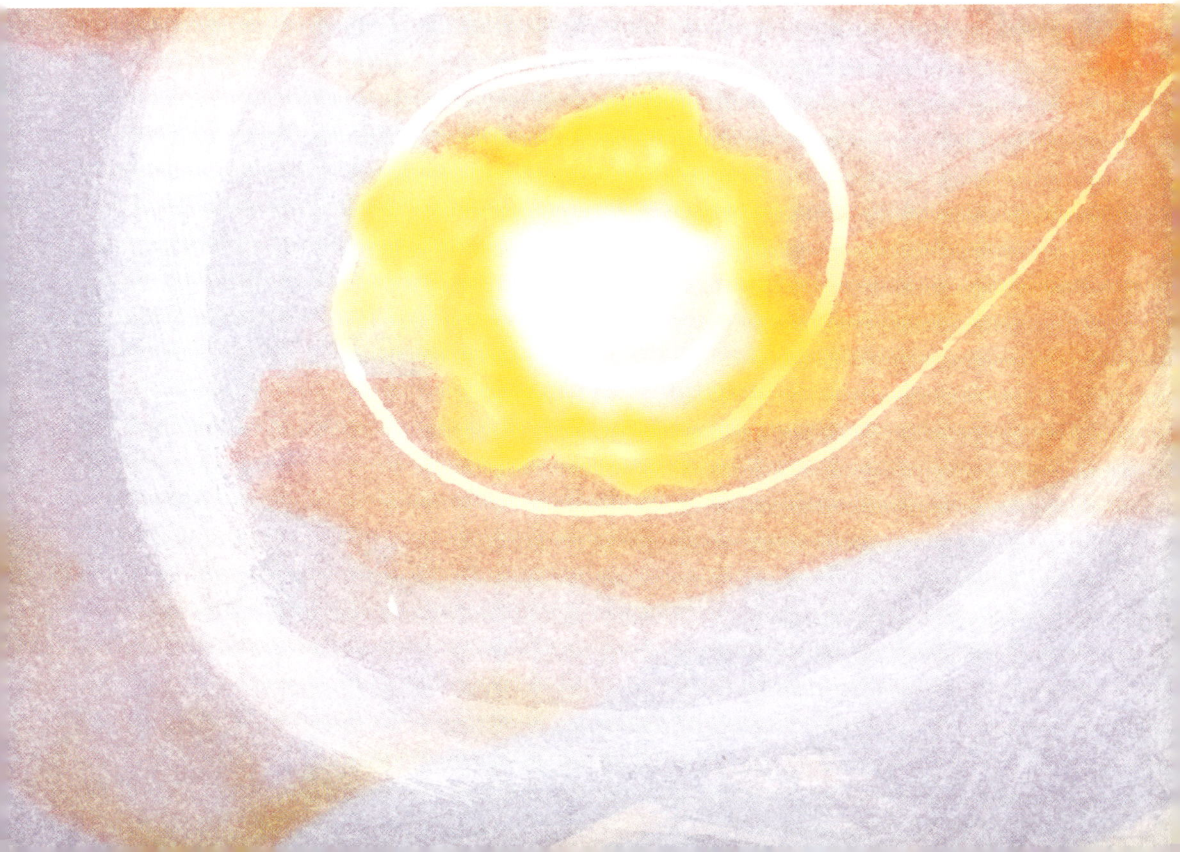

Dem Kind ein Nestchen bauen

Sie können sich Ihre Gebärmutter als ein Nest oder ein süßes kleines Kinderzimmer in Ihrem Bauch vorstellen. Richten Sie es nach Herzenslust ein, fügen Sie hinzu, was fehlt. Achten Sie darauf, dass es warm und hell ist und dass Gebärmutterhöhle oder Kinderzimmer in jedem Fall eine Tür haben, die sich öffnen lässt. Auch sollte zu diesem Zeitpunkt noch nichts oder niemand darinnen wohnen. Es sollte leer, offen, gemütlich und sehr einladend sein.

Empfängnis vorstellen

Alles, was es gibt, war zunächst nur eine Idee, ein inneres Bild. Das trifft nicht nur für die Golden Gate Bridge zu, sondern, wenn Sie mögen, auch für die Empfängnis Ihres Kindes. Haben Sie sich darüber überhaupt schon einmal Gedanken gemacht? Darüber, wo Ihr zukünftiges Kind jetzt in diesem Augenblick gerade ist, ob es überhaupt schon irgendwo ist, darüber, wie sich für Ihr Kind der Weg zu Ihnen anfühlen wird, wie Sie selbst sich für Ihr Kind anfühlen, jetzt, und auch später, wenn es da ist?

Dies wären recht hilfreiche Gedanken, denn sie würden Ihre Gedanken endlich auch von Ihnen selbst ablenken. Hin zum Kind und den mütterlichen Gefühle, aus denen Sie große Kraft ziehen können. Nehmen Sie es doch einfach als ein hilfreiches Märchen. Der psychologische Vorteil für Sie ist dabei nämlich dieser: Nicht mehr Sie selbst stehen länger im Scheinwerferlicht, sondern Ihr Kind, um das es ja schließlich gehen soll.

Stellen Sie sich vor, während der nächsten Fussball-WM würde der TV-Kameramann seine Kamera unaufhörlich und ausschließlich auf das gegnerische Tor halten. Ihr Mann würde zunächst gelangweilt sein und dann vor Wut vermutlich toben. Was wirklich spannend ist am Spiel, ist doch der Weg des Balles.

Beziehen Sie dies gerne auch auf die Kinderwunschzeit. Auf eine Schwangerschaft zu warten ist ein nervenaufreibendes Geduldsspiel. Wenn man seine Kamera aber ab und zu schon auf das Kind hält, kann sich die Wartezeit sehr viel spannender und erkenntnisreicher gestalten.

Sebastians Weg zu seiner Mutter

Jeder Therapeut, der mit tiefenentspannenden Techniken arbeitet, wird Ihnen bestätigen, dass der Weg zu den Eltern, also der Vorgang der Empfängnis, im Unterbewusstsein eines jeden Menschen gespeichert ist.

Vor etwa 20 Jahren war ich Zeuge einer solchen Tiefenentspannung eines siebenjährigen Jungen. Sebastian war auf ganz angenehme Weise ein sehr feinfühliges Kind. Nachdem er eingeschult wurde, bekam er Probleme. Er zuckte mit den Augen, machte nervöse Glucksgeräusche, am schlimmsten waren wohl seine Albträume und Kopfschmerzen. Seine Mutter brachte ihn besorgt zu meiner damaligen Ausbilderin mit der Bitte, dem Kind durch eine Tiefenentspannung zu helfen.

Sebastian war leicht zu entspannen, und es war eine Freude, an der Fülle und Lebendigkeit seiner inneren Bilder teilhaben zu dürfen. Wir fanden jedoch zunächst keinerlei Ursachen für einen psychischen Druck, der eine solche Nervosität hätte begründen können. Wir führten ihn also zurück und ließen ihn die Schwangerschaft in seinem Mutterleib noch einmal durchleben, was er offensichtlich sehr genoss. Er beschrieb den Bauch der Mutter als *sein* Universum, und er liebte dieses ozeanische Gefühl, eine Mischung aus Freiheit und vollkommener Geborgenheit zugleich. Hier fanden wir dann tatsächlich die Ursache seiner Beschwerden, sie konnten ganz wunderbar aufgelöst werden. Anschließend bat er, noch ein wenig in diesem schönen Zustand verbleiben zu dürfen, denn er wolle sich noch ein bisschen umsehen, was wir ihm natürlich gewährten. Interessiert lauschten wir also seinen inneren Bildern, die er uns fortwährend beschrieb. Nach einer gewissen Zeit wechselte er seine Position, und er teilte uns mit, dass er auf einer Art Wolke schwebe und welch ein wunderschönes Gefühl dies sei. Dann wurde er aufgeregt: »Dort hinten ist meine Mutter«, erklärte er, »da muss ich sofort hin!«

Allmählich verstanden wir, dass Sebastian tatsächlich zurückgegangen war zu einem Zeitpunkt unmittelbar vor seiner Empfängnis. In

Sebastians kleinen Körper kam leichte Bewegung, offenbar war er in seinen inneren Bildern dabei, sich auf den Weg zu seiner Mutter zu machen. Er war erfüllt von Wiedererkennen und tiefer Freude. Er war jetzt voll bei der Sache. »Wir sind sehr viele auf dem Weg dorthin, aber ich, ich bin schneller, denn schließlich ist das *meine* Mutter!«

Er beschrieb, dass viele andere Seelen sich ebenfalls seiner Mutter näherten, und dass er aber schneller wäre, denn das müsse er und das schaffe er auch, schließlich handele es sich um *seine* Mutter.

Er schwebte auf seine Mutter zu und wir warteten gespannt, wie sein Bericht weitergehen würde, bis er schließlich sagte: »Jetzt! Jetzt bin ich drin, und ich mach schnell hinter mir zu!«

Da staunten wir nicht schlecht, denn wir gingen nicht davon aus, dass einem siebenjährigen kleinen Jungen bekannt war, dass sich eine Eizelle nach der Befruchtung wieder verschließt.

Ich setzte selbst zwar dann die hypnotische Arbeit mit Kindern nicht fort, doch Sebastians erste Begegnung mit seiner Mutter blieb in meiner Erfahrung und in meinem Herzen. Durch Sebastians Erlebnisse hatte ich gelernt, dass es im Unterbewusstsein der Kinder, und damit auch der Menschen, offenbar eine Erinnerung gibt, die in die Zeit vor der Empfängnis zurückreicht. So manches Mal erzählte ich auf Seminaren davon und ich weiß, dass es vielen Frauen hilft, zu einer inneren Gelassenheit zu kommen, wenn sie beginnen, sich von den Ereignissen des Lebens, von denen es in dieser Form scheinbar keine Bilder gibt, selbst welche zu machen. Entscheiden Sie also für sich selbst, was sich für Sie gut anfühlt, und behalten Sie, was Ihnen hilft.

Dem Kind im Traum begegnen

Durch meine Arbeit im Internet verfolge ich nun seit vielen Jahren die Wege der Mütter zu ihren Kindern. Erstaunlicherweise berichten hier sehr viele Mütter eine ähnliche Begegnung in umgekehrter Richtung.

Lange, meist Monate, bevor sich eine Schwangerschaft einstellt, erleben diese Frauen erste Kontakte zu ihren Kinderseelen. Manchmal fühlen sie eine Präsenz der Kinder. Wenn sie die Augen schließen und still in ihre Umgebung lauschen, dann kommt es ihnen vor, als könnten sie ihr Kind wahrnehmen. Dies geschieht weniger in Bildern. Sie spüren einfach, dass etwas in ihrer Nähe ist.

Viele Frauen träumen von ihren Kindern. Diese Träume beschreiben auf unterschiedliche Art die erste Begegnung mit ihnen, alle haben sie gemeinsam, dass sie emotional ausgesprochen berührend sind und gut erinnert werden – Träume von der Art, die man nicht vergisst.

Die Botschaften der Träume nutzen

Eine Frau berichtete, dass sie nachts wach wurde und das Gefühl hatte, ein Licht würde durch den Raum schweben. Sie schloss die Augen, aber das Licht blieb. So wusste sie nicht, ob sie träumte oder nicht. Das Licht zog all ihre Aufmerksamkeit auf sich, und sie verspürte eine große Hingezogenheit zu diesem Licht. »Es war fast so«, berichtete sie, »als hätte ich mich auf der Stelle vollkommen in dieses Licht verliebt. Diese Verliebtheit war so stark, dass ich Tränen der Freude weinte.« Das Licht näherte sich ihr allmählich und zog schließlich in ihren Bauch ein. Lange nachdem ihr Kind geboren war, erzählte sie uns diesen Traum, noch immer mit Tränen in den Augen.

Solche Träume kann man im Grunde niemandem erzählen. Denn wie soll jemand anderes sie verstehen, wenn man es im Grunde ja selbst kaum kann. Und da sie lange vor Einsetzen der Schwangerschaft geträumt werden, ken-

nen die betreffenden Frauen ihre Bedeutung noch nicht. Erst im Nachhinein wird diese klar und so manch eine Mutter hat dann den Mut, davon zu erzählen oder ihn in ihr Kinderwunschtagebuch zu schreiben. In unserem Internetforum ermutigen wir die Frauen, diese Träume zu erzählen, was sie auch tun. Inzwischen kennen wir unzählige davon, manche sind eher lustig, manche auch unverständlich, aber alle sind sehr berührend und werden lange von den Müttern erinnert. Das Schöne ist, dass wir so Einblick in die tiefen unterbewussten Sphären in der Zeit rund um die Empfängnis haben. Sie zeigt sich uns hier nicht als Zeitpunkt, sondern als ein Prozess, eine Phase, die in letzter Zeit immer aktiver von den Müttern mitgestaltet wird. Inzwischen treten auch viele Frauen von allein in diesen Prozess ein und suchen in dieser »anderen Welt« die Nähe zu ihrem Kind, und fangen bald schon an, von ihm zu träumen. So scheint es, dass man auf diese Phase nicht nur warten muss, sondern sie auch gezielt einleiten kann.

Glücklich sein

Jeder Mensch möchte im Grunde glücklich sein. Die wenigsten Menschen aber sind es wirklich. Wie oft fragen wir eine Freundin danach, wie es ihr geht. Wie oft mag sie uns antworten, es gehe ihr großartig, aber wenn wir gleichzeitig auf die Signale achten, die wir von ihr empfangen, dann wissen wir vielleicht, dass es sich nicht so verhält.

Glück ist nicht berechenbar. Glück stellt sich auch nicht unbedingt ein, wenn alle unsere Wünsche erfüllt sind. Es ist ein Missverständnis, wenn wir davon ausgehen, dass Glücklichsein nur etwas mit äußeren Umständen zu tun hätte. Glücklich sein ist kein Lebensumstand, sondern eine Lebenshaltung. Und fast könnte man sagen, diese Lebenshaltung ist nichts weiter als eine Angewohnheit.

Jeder von uns kennt Menschen, die offenbar sehr glücklich sind. Sie sind es aber nicht aus dem Grund, weil sie im Lotto gewonnen haben, weil bei ihnen immer schönes Wetter ist oder sie viele Kinder haben. Menschen sind immer dann glücklich, wenn sie den Zustand des Zufriedenseins halten und zelebrieren können.

Wenn wir uns in den folgenden Kapiteln nun auf den Weg machen möchten, unsere Gefühle zu managen, werden wir einige große und kleine Tricks benötigen, um dies auch bewerkstelligen zu können.

Wir beginnen hier ganz einfach und gewöhnen uns die häufigsten Fehler nach und nach ab.

Im Hier und Jetzt fühlen

Das haben Sie vermutlich schon sehr oft gehört. Ich würde Ihnen gerne verdeutlichen, was sich dahinter verbergen könnte:

Stellen Sie sich vor, Ihr Partner ruft Sie kurz vor Feierabend an und erzählt Ihnen, dass sein Auto eine Panne hat. Er teilt Ihnen mit, an welcher Kreuzung er schon einige Zeit im Regen steht und bittet Sie, ihn dort baldmöglichst abzuholen.

Sie selbst hatten aber ganz andere Pläne. Eigentlich wären genau an diesem Tag Überstunden fällig gewesen, eine notwendige Mehraufwendung für Ihren Chef, der seit einiger Zeit immer nur das sieht, was Sie nicht geschafft haben. Sie werden nun keine Gelegenheit haben, die Arbeit, in die Sie sich gerade unter Zeitdruck vertieft haben, zu Ende zu bringen. Selbstverständlich helfen Sie Ihrem Partner! Aber halt! Hatten Sie ihn nicht erst letzte Woche darauf hingewiesen, dass die Öllampe brennt?

Sie atmen tief durch, schlucken Ihren Ärger hinunter (wohin eigentlich?) und mogeln sich schamrot an Ihrem Chef vorbei zu Ihrem Auto. Sie brauchen eine kleine Ewigkeit, bis Sie Ihr Auto aus der Parklücke bekommen, denn sowohl Vorder- als auch Hintermann haben Ihnen einen Abstand in der Stärke von Pergamentpapier gelassen. Als Sie endlich aus der Lücke heraus sind, sind Sie vom vielen Kurbeln so ziemlich durchgeschwitzt. Sie fahren los und landen mitten im Stau. Das macht nichts, denn Ihr Partner vertreibt Ihnen alle Langweile mit seinen Anrufen und Nachfragen, wo Sie denn bitteschön bleiben.

Sie wissen selbst schon nicht mehr, wo Sie sind, irgendwo in einem Spagat der Gefühle zwischen Überstunden, Zeitdruck und Stau. Während Sie den quietschenden Scheibenwischern zuschauen, denken Sie noch kurz an Ihre Wäsche auf der Leine, die jetzt zu Hause ebenso nass wird wie Ihr Partner, der irgendwo an irgendeiner Kreuzung noch immer auf Sie wartet.

Nach einer halben Stunde sind Sie endlich da, fragen sich, weshalb er eigentlich nicht in ein Taxi gestiegen ist und ertragen all seine Beschwerden über Autos, Pannen, Regen im Allgemeinen und über Ihr spätes Erscheinen im Besonderen.

So, oder so ähnlich entsteht Stress, der perfekte Gegensatz zum Glücklich- und Zufriedensein. Was ist hier falsch gelaufen?

Emotionaler Druck und Zeitdruck kommen hier zusammen. Und Sie dachten an hundert Dinge gleichzeitig, anstatt sich auf das Hier und Jetzt zu konzentrieren.

> Emotionaler Druck entsteht durch innere Einstellungen und Zeitdruck entsteht immer dann, wenn wir mit unseren Gedanken nicht im Hier und Jetzt, sondern in der Zukunft sind.

Allein durch Ihre innere Einstellung können Sie die Situation anders gestalten:

Als Ihr Partner Sie anruft, müssen Sie schmunzeln und Sie lieben ihn dafür wieder einmal so, wie Sie ihn für jede seiner kleinen Pannen lieben. Sie sind froh, dass er ausgerechnet jetzt anruft, denn beinahe hätten Sie sich wieder krumm gemacht für einen ungeeigneten Chef, der ohnehin niemals zufrieden ist, auch nicht mit Überstunden.

Von der kleinen Beule, die beim Ausparken in Ihre Stoßstange kam, werden Sie ein gerahmtes Foto im Büro Ihres Partners aufhängen.

Der Stau schenkt Ihnen weitere Zeit. Sie nutzen Sie, um sich zu entspannen, stellen sich die Rückenlehne zurück, genießen das gemütliche Prasseln auf das Autodach, freuen sich darüber, dass Sie heute den Rasensprenger nicht aufstellen müssen, im Radio wird Ihr Lieblingssong gespielt, bei dem Sie Ihren Partner einst kennen gelernt hatten. Das genügt, um all die Highlights in der Beziehung mit diesem wunderbaren Menschen nochmals Revue passieren zu lassen. Es ist erstaunlich, dass Sie nach all den Jahren immer wieder in ihn verliebt sein können, als hätten Sie sich gerade erst kennen gelernt.

Als er schließlich pitschnass ins Auto steigt, begrüßen Sie ihn lächelnd und stellen die Heizung auf höchste Stufe. Zu Hause stecken Sie ihn zum Aufwärmen in die Badewanne und steigen mit einer Flasche Rotwein gleich mit hinein, um sich sein heutiges Abenteuer in allen lustigen Einzelheiten zu Gemüte zu führen.

Diese Episode lässt sich auch auf die Kinderwunschzeit anwenden. Wenn wir dem Zeitdruck und dem emotionalen Gerangel nicht entkommen, dann geht uns Lebensfreude verloren.

Um diese wieder für uns zurückzugewinnen, sollten wir unsere innere Aufmerksamkeit so oft es geht ins Hier und Jetzt richten. Das kann man tatsächlich üben. Üben Sie es am besten, wenn Sie das nächste Mal im Stau stehen oder unter Zeitdruck, in einer Situation zunächst, die noch nichts mit Ihrem Kinderwunsch zu tun hat.

Wenn Sie in Stress geraten, überprüfen Sie sofort, ob das nötig ist. Probieren Sie verschiedene Sichtweisen der Situation aus. Stellen Sie sich vor, Sie sind die Hauptdarstellerin in einer gelungenen Fernsehkomödie, denken Sie an Ihre halb vollen Gläser und gönnen Sie sich eine Portion Humor. Betrachten Sie Ihre Situation so, wie ein Kind es tun würde: Mit großer Achtsamkeit und Offenheit und im Hier und Jetzt.

Falsche Glaubenssätze und Stress erzeugen Unzufriedenheit.

Wann immer die Seele Frieden finden kann, merkt sie sich den Weg dorthin. Wenn es Ihnen also gelingt, in der einen oder anderen Situation zufrieden zu bleiben, dann konditionieren Sie sich damit selbst neu. Diese neu erlangten inneren Einstellungen werden nach und nach auch in den Situationen rund um den Kinderwunsch greifen, ganz von selbst.

Und in Ihrem Kinderwunschtagebuch könnte es einen neuen, verliebten Eintrag geben:

»Ich war heute für eine kurze Zeit lang wieder ganz nah bei dir, mein Kind.«

Das mag nicht immer funktionieren.

Aber immer öfter.

Die Kraft des Dankeschön

Das Wörtchen »Dankeschön« ist wahrlich ein Zauberwort.

Jeder Werbefachmann weiß heute: Das Unterbewusstsein des Menschen hört immer mit, und es tut, was man ihm sagt. Hierfür muss man nur wissen, was man ihm sagt, und wie man es ihm sagt.

Wir wissen bereits, dass wir in inneren Bildern mit unserem Unterbewusstsein kommunizieren und dass es keine Zeit kennt.

Besonders zu Beginn unserer inneren Veränderung mag hier der Mut oder vielleicht auch die Lust fehlen, bei jeder Kleinigkeit unser Reparatursystem hochfahren und warm laufen zu lassen. Hier kann das »Zauberwörtchen« helfen. Am Beispiel des Schmerzes werde ich Ihnen verraten, wie es funktioniert.

Vom Umgang mit dem Schmerz

Von den unzähligen Gefühlen, die wir haben, gibt es für die wenigsten überhaupt nur ein Wort. Es sind einfach zu viele Gefühle, oder es sind zu wenig Worte. Ein Gefühl aber, das jedem bekannt ist und das auch eindeutig benannt ist, ist der Schmerz.

Der Schmerz ist ein besonderes Gefühl, weil er eine Art Kurzschluss auslöst zwischen Emotionen und Zellen. Schauen wir uns das doch einmal an:

Wir senden Signale an unseren Körper, und dieser sendet Signale zurück, das ist im Normalzustand eine stille Angelegenheit, denn wir spüren sie nicht. Unter Stress verändern sich die Signale in beide Richtungen, sie werden lauter.

Auch unter Schmerz verändern sich die Signale, die uns der Körper sendet. Wenn uns etwas wehtut und wir ein Schmerzsignal empfangen, dann bauen wir verständlicherweise eine Abwehr dagegen auf. Und verändern wiederum auch die Signale, die wir an den Körper zurücksenden. In der Regel sind dies Abwehrsignale, also keine von der guten Sorte, und auf diese wiederum reagiert der Körper mit neuerlich veränderten Signalen: So verstärkt sich unsere Schmerzempfindung anhaltend und überflüssigerweise um die falschen Signale, mit denen wir auf den Schmerz reagieren.

Wäre dies ein Schaltplan, würden Sie ihn sofort verstehen: Ein Kurzschluss, ein geschlossener Kreislauf der Gefühle. Da es sich beim Schmerz jedoch um ein ungutes Gefühl handelt, für das die meisten Menschen schon zahlreiche große Ordner in ihren emotionalen Datenbanken angelegt haben, werden Sie vermutlich genau jetzt Ihre innere Abwehr noch einmal genauer wahrnehmen können. Sagen Sie in diesem Falle Ihrer Abwehr ein kleines »Dankeschön«, und lesen Sie in Ruhe weiter.

Laut unserem Schaltplan müsste dieser sich selbsterhaltende und -verstärkende Kreislauf einfach unterbrochen werden.

Im Alltag haben wir hierfür ebenso Gelegenheit. Stellen wir uns vor, wir hätten uns bereits in den Finger geschnitten, dann wäre der erste Schmerz vorgegeben. Noch nicht vorgegeben ist jedoch unser Abwehrsignal. Es liegt also an unserer inneren Einstellung, ob unsere Reaktion auf den Schmerz ein Abwehrsignal sein wird oder nicht. Ob wir einen geschlossenen Schmerzkreislauf bilden oder einen offenen.

Es ist wirklich schwer, nett zum Schmerz zu sein, denn niemandem von uns ist er willkommen. Daher sagen wir ihm einfach »Dankeschön«, und das darf auch gerne geheuchelt sein. Wir tun dies in der einen Absicht, das Schmerzsignal in der Einbahnstraße zu halten, wir tun dies, um unsere eigene Abwehr zu vermeiden. Glauben Sie mir, es funktioniert!

Der Unterschied zwischen einem offenen Gefühlssystem oder einem, das geschlossen ist und dauerhaft von uns selbst noch angegriffen wird und fehlerhafte Signale enthält, ist körperlich prompt spürbar. Der Schmerz geht natürlich nicht weg, denn er ist ja nun einmal da, aber er ist nun akzeptiert und zeigt sich in der körperlichen Schmerzempfindung weniger stark.

Die Emotionalkörpertherapie – Wie man Gefühle lieben lernt

Um in der Kinderwunschzeit wieder Lebensfreude, Gelassenheit und Vertrauen zu empfinden, ist die Heilung unserer Gefühle unerlässlich. Um diese Heilung in Gang zu setzen, braucht es ein Werkzeug. Ein solches Werkzeug möchte ich Ihnen mit der Emotionalkörpertherapie an die Hand geben: Sie ist leicht zu erlernen und doch so kraftvoll in ihrer Wirkung. Und nicht zu vergessen – sie ist vollkommen ungefährlich.

Hierfür benötigen Sie keinen Therapeuten, Sie brauchen nur sich selbst. Seit Jahren vermittle ich die Emotionalkörpertherapie und weiß, dass inzwischen unzählige Menschen sie kennen und damit sich selbst, ihren Freunden und später auch ihren Kindern eine wertvolle Unterstützung geben.

Die Heilung der Gefühle erfolgt über wenige wichtige Grundsätze:

- Die Akzeptanz, dass ein Gefühl vorhanden ist.
- Die Akzeptanz, dass das Gefühl zu uns gehört und unserer Verantwortung untersteht. Wir bestimmen, wie wir mit ihm umgehen.
- Die Befreiung verletzter Gefühle aus einem geschlossenen Kreislauf von Abwehrsignalen.
- Die Integration und richtige Platzierung unserer Gefühle.

Dies erreicht die Emotionalkörpertherapie, indem sie sich mit drei kleinen Sätzen in inneren Bildern an die jeweiligen Gefühle wendet. Bleiben wir beim Beispiel des Schmerzes:

- »Schmerz, ich spüre dich.«
- »Schmerz, ich danke dir, dass du da bist.«
- »Schmerz, was kann ich für dich tun?«

Es gibt noch einen vierten Satz, der aber eher seltener zur Anwendung kommt und auch erst später, wenn Sie schon etwas geübter in Ihrer Arbeit mit den inneren Bildern sind:

- »Schmerz, was willst du mir zeigen oder sagen!

Das ist tatsächlich schon alles. Oft erlebe ich, dass Menschen besonders zu Beginn sich diese drei Sätze nicht leicht merken können. Sollte Ihnen das auch so gehen, dann denken Sie daran: Das macht nichts. Es liegt nur an der Aufregung und der bisher fehlenden Erfahrung, *dass* es noch nicht richtig funktioniert. Jeder Mensch kann das, und Sie können es auch bald.

Es mag leichter fallen, weniger auf die genauen Worte zu achten, als vielmehr auf ein inneres Bild dazu: Stellen Sie sich vor, Ihre emotionale Welt wäre eine große Pension. All Ihre Gefühle sind dort die Gäste, Sie selbst die Pensionsbesitzerin. Die Befindlichkeiten Ihrer Gäste liegen Ihnen natürlich sehr am Herzen. Sie haben sich längst abgewöhnt, Ihre Gäste zu bewerten, Sie beobachten sie einfach nur. Und Sie sorgen dafür, dass es ihnen allen gut geht.

Stellen Sie sich Ihren Schmerz als einen Gast vor. Es mag sein, dass er ein unliebsamer Gast ist, aber als Pensionsbesitzerin wissen Sie, was sich gehört und deshalb sind Sie zu ihm genauso nett und höflich, wie zu allen anderen Gästen.

Wie mag Ihr Schmerz aussehen? Vielleicht wie ein alter Mann mit Hut und Mantel? Vielleicht sieht er aus wie ein Monster? Wie auch immer Sie sich Ihren Gast vorstellen, bewerten Sie ihn dieses eine Mal nicht, sondern achten Sie darauf, wie es ihm geht und wie es ihm bei Ihnen gefällt.

Dies ist der Punkt, wo Sie sagen können:
»Schmerz, ich spüre dich.«

Sprechen Sie es laut aus. Und beobachten Sie, um wie vieles deutlicher Sie Ihren Gast namens Schmerz sehen können, sobald er sich Ihrer Aufmerksamkeit sicher ist. Beobachten Sie ihn genau.

Verwenden Sie nun Ihr Zauberwörtchen, indem Sie sagen:
»Schmerz, ich danke dir, dass du da bist.«

Nach dem »Dankeschön« wird sich Ihr inneres Bild des Gastes verändern. Vermutlich wird er größer werden, denn er hat es vielleicht satt, so lange ein ungebetener Gast gewesen zu sein. Möglicherweise kommt er Ihnen aber auch ein Stückchen näher oder Sie ihm. Benutzen Sie gerne Ihren inneren Zoom, um Ihrem Gast auch ins Gesicht zu sehen. Wiederholen Sie Ihr »Dankeschön« und beobachten Sie, wie sehr es ihn jedes Mal zugänglicher macht. Dies ist schließlich der Augenblick, da Sie Ihr Abwehrsignal aus dem Schaltplan Ihrer Gefühle entfernen und deshalb passiert immer etwas Positives. Wir nennen das die Transformation der Gefühle. Wann immer wir eine Verletzung unserer Gefühle durch unsere Abwehrhaltung zurücknehmen, geht es dem betroffenen Gefühl besser. Und zwar Zug um Zug und Stück für Stück.

Nach jedem »Dankeschön« wird sich das Verhältnis zwischen Ihnen und Ihrem Gast verbessern, es wird reiner werden, befreit von allem überflüssigen Stress und Kurzschlussverstärkern.

Denken Sie an Ihre Pension und die Zufriedenheit Ihrer Gäste, und fragen Sie nun Ihren Gast: »Schmerz, was kann ich für dich tun?«

Ihr Schmerz wird Ihnen vermutlich nicht antworten. Sie müssen schon selbst herausfinden, was Ihr Gast benötigt. Schauen Sie ihn an, und seien Sie mal ehrlich zu sich: Waren Sie in der Vergangenheit nett zu Ihrem Schmerz? Haben Sie ihn vielleicht ausgesperrt?

Dann fragen Sie ihn, in welchem Ihrer vielen Zimmer er gerne wohnen möchte und gewähren Sie ihm, was immer er wünscht.

Oder haben Sie ihn vielleicht, ohne sich dessen bewusst zu sein, eingesperrt? Dann schauen Sie, wo er sitzt, vermutlich spüren Sie es ohnehin körperlich sehr genau, und fragen Sie ihn, ob er vielleicht losgelassen werden möchte.

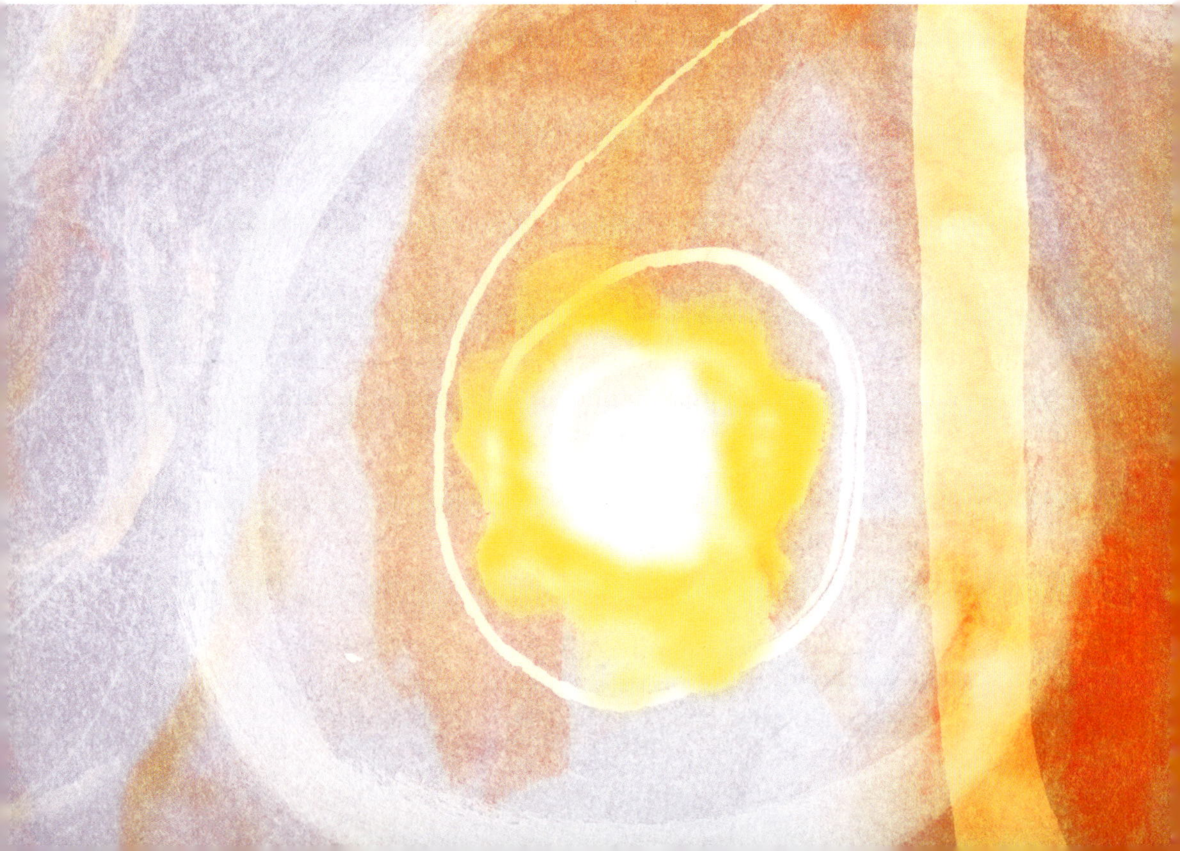

Lassen Sie Ihrer Fantasie freien Lauf, probieren Sie so lange, bis Ihr Gast zufrieden ist. Sie können nichts falsch machen.

Während eines solchen Prozesses werden Sie hautnah erleben, was sonst als Regel gilt: Jede emotionale Veränderung, sei sie noch so klein, zeigt prompt und unmittelbar eine körperliche Wirkung. Geben Sie Ihrem Schmerz als innerem Gast alles, was er benötigt, so wird der körperliche Schmerz sich binnen weniger Minuten verändern, er wird leichter werden, oder seinen Charakter verändern.

Sollten Sie der Versuchung erliegen, ihn in Ihren inneren Bildern zu beschimpfen oder gleich ganz aus dem Haus treiben zu wollen, dann werden Sie spüren, wie der Schmerz auf der körperlichen Ebene zunimmt.

Die Heilung der Gefühle verläuft zumeist in Etappen. Benennen Sie deshalb Ihr Gefühl so präzise wie möglich, auch wenn das anfangs ein wenig gestelzt klingen mag.

Sagen Sie beispielsweise: »Schneidender Schmerz, ich spüre dich«, geben Sie ihm, was er zu brauchen scheint, dann kann aus dem schneidenden Schmerz ein pulsierender werden. Wiederholen Sie diese Übung, und in der nächsten Runde wird daraus vielleicht ein drückender Schmerz, dann ein leichter und am Ende vielleicht ein Hitzegefühl.

Ihrem Schmerz geht es so Runde um Runde besser, da er Schritt für Schritt aus Ihren inneren Abwehrmechanismen entlassen werden wird. Sie selbst werden sich auch immer besser fühlen, wenn Sie die Abwehrhaltung nach und nach aufgeben.

Sie können die Emotionalkörpertherapie auch einfach üben, bevor Ihnen etwas wehtut. Legen Sie sich entspannt und in Ruhe zurück und achten Sie einfach auf Körpersignale. Suchen Sie Ihren Körper systematisch nach Auffälligkeiten ab. Seien Sie achtsam mit sich. Vielleicht spüren Sie, dass Ihr linkes Ohr wärmer wird. Dann sprechen Sie die Wärme an, geben Sie ihr, was sie braucht und das Ohr wird sich wieder balancierter temperieren. Achten Sie wieder auf sich, vielleicht kribbelt Ihnen nun der Zeh, dann machen Sie eben dort weiter. Es ist wirklich kinderleicht, und es wird jedes Mal noch leichter werden. Versuchen Sie es. Mir liegt am Herzen, dass die Regie der

Gefühle über den Körper für Sie nicht nur eine Theorie bleibt, sondern, dass Sie sie so oft erleben, wie Sie es benötigen, um auch wahrhaftig zu *wissen*, wer Ihre Hormonwelt wirklich zu regieren vermag.

Diese leichte Technik können Sie später überall anwenden. Sie werden sie nutzen können als emotionale Wellness ebenso wie für körperliche Schmerzen. Und Sie werden später im Umgang mit Ihren Kindern dankbar sein für all das Wissen, was Sie aus dem Management Ihrer Emotionen gelernt haben, denn diese Erkenntnisse müssen Sie dann nicht nachlesen oder auswendig lernen. Sie werden sie in Ihrem Herzen tragen und so auch aus dem Herzen heraus handeln können.

Für die Kinderwunschzeit können Sie so auf eine wunderbare Unterstützung zugreifen.

Holen Sie nach und nach alle verletzten Gefühle aus Ihrer Abwehr heraus, sagen Sie doch einfach mal » Angst, ich spüre dich« und stellen Sie sich diese als kleines Schoßhündchen vor, kümmern Sie sich um Ihre Gäste, bringen Sie Ihren Neid gut unter, schauen Sie sich Ihren Mutterkonflikt an und geben Sie Ihrer Lebensfreude Nahrung.

Weg mit der Abwehr – Frieden finden

Nun, da Sie die Wirkung der Gefühle kennen, werden Sie oft beobachten, wie häufig und viel zu leicht Menschen den Fehler begehen, Gefühle abzuwehren. Wenn ein kleines Kind weint, dann entgegnen Erwachsene normalerweise: »Ist ja wieder gut.« Das stimmt doch aber so nicht! Es ist nun einmal nichts gut, wenn einem Baby das Bäuchlein kneift oder einem Kleinkind die erste Schürfwunde brennt. Das tut nämlich schrecklich weh, warum also sprechen wir es dann nicht auch aus, wie es ist?

Eines Tages habe ich dies einer jungen Mutter demonstriert. Sie kam mit einem etwas quengeligen Baby, und ehrlich gesagt, wäre ich dieses Baby gewesen, ich hätte auch gequengelt. Weil die Mutter alles wieder gutmachen wollte, sie wollte die beste Mutter der Welt sein.

Mir wurde also das weinende Baby auf den Arm gegeben und ich fing an, den Gefühlen dieses Kindes Worte zu geben. »Das ist aber auch alles ein

Mist«, fing ich an, »keiner versteht mich hier und der Bauch kneift und überhaupt gibt es Tage, da ist so ein kleines Leben ganz schön anstrengend.« Sie ahnen gewiss, was geschah: Solange ich die Gefühle des Kindes aussprach, gab es Ruhe. Die Mutter lernte ganz schnell, was zu tun war, und konnte ab sofort ihr Kind wieder allein beruhigen. Um dieses Erlernte weiter zu fixieren, bat ich sie, sie möge dem Kind wieder entgegenreden, sie solle ihm sagen, es sei alles wieder gut, und es täte nicht mehr weh. Prompt weinte unser kleiner Freund wieder los. Dann wieder sprach sie die Gefühle ihres Babys aus und es hörte sofort auf zu weinen. Das wiederholten wir einige Male. Dieser Fehler wird den beiden wohl nie wieder unterlaufen.

Können Sie sich vorstellen, wie sich allein das Wort »Nein« anfühlen könnte? Sie werden es sich vorstellen, sobald Sie nur ein wenig Übung haben, auf Ihre Gefühle besser zu achten. Bis dahin verrate ich es Ihnen: Ein »Nein« fühlt sich wie ein Schlag in die Magengrube an. Wie ungeschickt, wenn einige Menschen einen Satz mit einem »Nein« beginnen, wie traurig, wenn Menschen ihre Kinder großziehen mit einem alltäglichen Gesang von »Nein, nein!«.

Das ginge anders. Das hieße: »Ja, Papas CD-Sammlung ist wirklich hochinteressant und ich verstehe, dass es verlockend ist, sie durch das Wohnzimmer zu werfen. Deshalb bekommst du jetzt eine CD zum Spielen und Werfen, die ist ganz allein für dich und wir können gerne auf den Spielplatz gehen, um sie noch weiter werfen zu können.« So geht das.

Gehen wir in Zukunft also gewissenhafter mit einem entschiedenen »Nein« um.

Vom Umgang mit der Angst

Schauen wir uns die Angst genauer an. Im Folgenden möchte ich Ihnen eine Sammlung von Ängsten zeigen, die einst von Frauen in ihrer Kinderwunschzeit zusammengestellt wurde. Sehr wahrscheinlich werden Sie sich an einigen Stellen wiederfinden. Versuchen Sie beim Lesen darauf zu achten, ob die eine oder andere dieser Ängste tatsächlich einfach nur ein Gefühl der Angst ist, oder ob dieses Gefühl schon von Ihrer Abwehr attackiert wird.

1. Fühlen Sie zunächst in sich hinein und spüren Sie andere, alltägliche Ängste in Ihnen auf, die Angst vor dem Zahnarzt vielleicht, die Angst einen geliebten Menschen zu verlieren oder die Angst, gekündigt zu werden. Achten Sie darauf, wie groß diese Alltagsängste in Ihnen sind, und wie Ihr Körper darauf reagiert, wenn Sie an sie denken. So erhalten Sie einen Maßstab der gesunden Ängste.
2. Anschließend lesen Sie unsere Angstsammlung und vergleichen das Maß Ihrer verschiedenen Ängste, die des Alltags mit denen um das Wunschkind. Wenn eine dieser Ängste unangemessen groß ist, dann dürfte es sich um eine verletzte Angst handeln. Bisher haben Sie vermutlich versucht, diese Angst unter Kontrolle zu halten. Versuchen Sie, dies aber jetzt nicht zu tun. Sie wissen inzwischen, dass unser Reparatursystem nur dann greift, wenn wir »Ja« zu unseren Gefühlen sagen. Dafür müssen wir uns zunächst über unsere Gefühle und ihr jeweiliges Ausmaß im Klaren sein.

Angstsammlung

Ich habe Angst:

- Vor der Hoffnung. Jeden Monat.
- Ohne Kinder alt werden zu müssen.
- Dass nichts von mir übrig bleibt, wenn ich einst die Welt der Lebenden verlassen muss.
- Vor dummen Fragen und Bemerkungen Außenstehender.
- Dass wieder jemand in meinem Freundeskreis schwanger wird.
- Keine richtige Frau zu sein.
- Dass mein Mann sich so sehr ein Kind wünscht, und ich ihm diesen Wunsch aber nicht erfüllen kann.
- Dass mein Mann sich *kein* Kind wünscht.
- Vor meinem eigenen Babyneid.
- Eine Außenstehende zu sein, immer dann, wenn sich Frauen über das Kinderkriegen oder über Kindererziehung unterhalten.
- Vor der nächsten Familienfeier.

- Als »Nicht-Mutter« abgestempelt zu werden.
- Andere könnten denken, ich wäre freiwillig kinderlos, eine von den Frauen, die unbedingt nur ihr eigenes Leben genießen wollen.
- Nicht dazuzugehören.
- Schwanger zu werden, und mein Baby dann zu verlieren.
- Voller Hoffnung zu sein, und dann am Zyklusende enttäuscht zu werden.
- Mir eine Schwangerschaft einzureden.
- Dass mein Körper versagt.
- Etwas nicht »hinzukriegen«, was jeder sonst kann.
- Neues auszuprobieren, weil mir bisher noch nichts dabei helfen konnte, schwanger zu werden.
- Zu hoffen, weil ich dann um so tiefer falle, wenn diese Hoffnung sich nicht erfüllt.
- Vor meinem Bauch und vor dem, was er tut.
- Vor dem Schmerz.
- Keine gute Mutter zu sein.
- Mich bei der Entbindung blöd anzustellen.
- Vor der Hingabe, Angst davor, meine Kontrolle aufzugeben.
- Ich habe Angst vor der Angst.
- Ich habe Angst, vielleicht niemals ein Baby in meinen Armen halten zu dürfen.
- Niemals erfahren zu dürfen, wie es ist, eine Mutter zu sein.
- Nie zu wissen, wie das ist, wenn ein Kind in dir wächst,
- Nie zu wissen, wie es ist, Leben zu schenken, zu gebären,
- Nie zu wissen, wie es sich anfühlt, wenn man das Kind zum ersten Mal sieht, es riecht, schmeckt, es als Ganzes begreift,
- Nie zu wissen, wie es sein würde, wenn es seinen ersten kleinen Schritt selbst macht,
- Nie zu hören, wenn es das erste Mal Mama zu mir sagt.
- Ich habe Angst davor, mit all meiner Mutterliebe und meiner Sehnsucht nach meinem Kind sitzen zu bleiben, und sie nie weitergeben zu dürfen.

Das ist die Angst in der Kinderwunschzeit in vielen ihrer möglichen Facetten. Und wenn es uns nun gelingt, diese Angst nicht abzuwehren, dann gelangen wir an das Gefühl, welches gleich hinter der Angst schon lange im Stau der Emotionen steht – die Trauer. Doch dazu mehr auf Seite 105.

Wenn eine Angst vor etwas über einen längeren Zeitraum in uns wirkt, fügt unser Unterbewusstsein dieser Angst nach und nach zahlreiche eigenständige Bilder hinzu. Bilder aus unserer eigenen Erfahrung und Erinnerung. Vielleicht gibt es den einen oder anderen unterbewussten Schnappschuss, beispielsweise wie wir vollkommen unglücklich das Eintreten unserer Menstruation bemerken oder schon wieder einen negativen Schwangerschaftstest in den Händen halten, wie wir bei der Bemerkung unserer Nachbarin die Luft anhalten, dass sie ungewollt schon wieder schwanger sei. Im Fall solcher negativer Gefühlserfahrungen werden wir nicht einfach das Kind in unseren Armen sehen, sondern Bilder all der Emotionen, die wir dazu aufgebaut haben. Wir sehen ein Bild von uns selbst in einer Situation, in der wir unglücklich sind. Und dieses Bild ist dann unser Signal. Und hieran werden wir arbeiten.

Angstfrei zu sein bedeutet hier also mehr als eine große Verbesserung der Lebensqualität, es stellt auch sicher, dass wir nur die Signale an unser Unterbewusstsein und somit auch an unseren Körper geben, die wir ihm auch geben *wollen*!

Angst ist eine der häufigsten und größten emotionalen Blockaden vor einer Empfängnis. Fast alle kennen wir einen anderen Menschen, der sich Kinder wünscht, und man ist geneigt, über diese zu sagen: »Nun entspannt euch mal.« Oder »Ihr dürft einfach nicht daran denken.« Wie viele Paare sind extra zu diesem Zweck in den Urlaub gefahren, aber vor lauter Bemühen, in dieser Woche zum ersehnten Kind zu kommen, hat es doch nicht geklappt. Da ist guter Rat teuer, wenn man sich inzwischen schon derart anstrengt, sich zu entspannen, dass im Grunde die Verspannung nur zunimmt. Wieder haben wir es mit einem Kurzschluss zu tun. Ohne eigenes kluges Dazutun kommt man hier nur schwer wieder heraus.

Für unser Unterbewusstsein ist der Satz »Ich habe Angst, kein Kind zu bekommen« ein unbewusstes Signal: »Ich bin ohne Kind.« oder: ich werde ohne Kind sein. Es wird also diesen Auftrag ausführen, wie es jeden ausführt. Um es überspitzt zu formulieren: In der Kinderwunschzeit Angst zu haben, kein Kind bekommen zu können, kommt also einer sehr sicheren Verhütung gleich. Diesen Fehler sollten Sie vermeiden.

Doch auch andere Gefühle vermitteln, wenn sie »verletzt« sind, unserem Unterbewusstsein ein Nein zum Wunschkind. Auf dem Weg entlang der Heilung unserer Gefühle treten sie immer in folgender Reihenfolge auf.

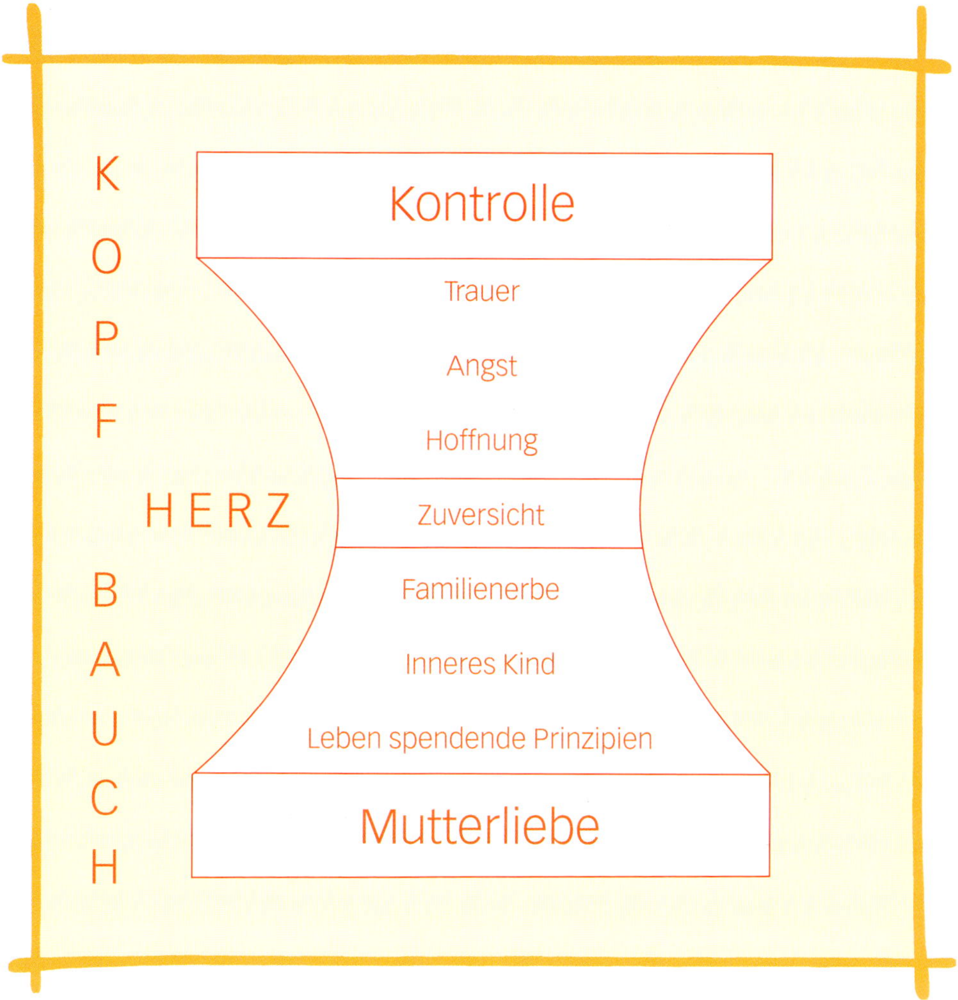

Heilung der Angst

Würde ich Sie vor die Aufgabe stellen, einem verletzten kleinen Hasen in seinem Käfig zu helfen, dann wüssten Sie sehr schnell, was zu tun wäre:

- Sie würden ihn zuerst aus seinem Käfig herausholen.
- Dann würde Sie liebevoll seine Wunden versorgen.
- Schließlich würden Sie ihn eine Zeit lang auf dem Arm oder in Ihrer Nähe behalten.

Mit unserer Angst verhält es sich nicht anders. Wann immer wir eine Angst verspüren, die größer und präsenter zu sein scheint, als ganz gesunde und übliche Ängste, ist das ein Hinweis, dass dieses Gefühl verletzt und eingesperrt ist. Es geht unserer Angst dann ebenso wie dem kleinen Hasen. Um bei unserem Beispiel zu bleiben: Wenn wir dem verletzten Hasen helfen wollen, müssen wir zuerst seinen Zustand wahrnehmen. Nur dann können wir entscheiden und handeln.

Wenn wir lernen wollen, mit unserer Angst umzugehen, müssen wir sie ebenfalls zunächst einmal wahrnehmen. In der folgenden Übung möchte ich Ihnen beschreiben, wie das aussehen könnte.

Beim Lesen der Angstsammlung ist Ihnen vermutlich klar geworden, dass es eine solche Angst geben könnte.

Um sie emotional wahrnehmen zu können, sollten wir diese Angst zunächst *anerkennen*.

- Gehen Sie die Angstsammlung Satz für Satz durch.
- Sobald Sie spüren, dass eine dieser Ängste auch Ihre Angst ist, lassen Sie sie zu!
- Lassen Sie sie einmal nur so groß werden, wie sie möchte.
- Schauen Sie gut hin.

→ **Das ist das Wahrnehmen der Angst.**

- Versuchen Sie nun, diese Angst zu formulieren.
- Benennen Sie Ihre Angst.
- Sagen Sie vielleicht »Ich habe Angst, vielleicht niemals ein Baby in meinen Armen halten zu dürfen«.

→ **Das ist die Anerkennung der Angst**

- Vielleicht erscheint Ihnen diese Angst wie ein riesiges, gruseliges Monster.
  Bleiben Sie ruhig. Sie wissen ja, dass dieses Monster nichts weiter ist als ein verletzter kleiner Hase. Ihr Reparatursystem ist längst dabei, diesen Fehler einzulesen.
- Geben Sie Ihrer Angst einen Namen und sprechen Sie sie an, ganz so, wie es die Pensionswirtin mit ihren Gästen tun würde: Stellen Sie sich also dem, was Ihre Angst im Augenblick darzustellen versucht, gegenüber.
  In unserem Fall mag es ein aufgeblasenes Riesenmonster sein. Sagen Sie: »Angst vor der Trauer, ich spüre dich und ich danke dir dafür, dass du da bist. Was kann ich für dich tun?«
  → **So beginnt die Befreiung der Angst.**

- Betrachten Sie nun aufmerksam dieses Riesenmonster. Es mag sein, dass es uns wie ein ungebetener Gast vorkommt. Immerhin aber ist es unser Gast, also benehmen wir uns anständig und sorgen wir dafür, dass es ihm ebenso gut geht wie allen anderen Gästen in unserer kleinen Pension der Gefühle.

- Was braucht unsere Angst, für die das Monster bildhaft steht?
- Braucht es noch mehr Platz? Dann geben Sie ihm mehr Raum.
- Fragen Sie es, ob es vielleicht in ein anderes Zimmer umziehen möchte?
  Viele kleine Angstmonster wohnen im Bauch oder wollen in den Bauch. Andere wollen lieber in unseren Herzen wohnen. Wo immer es hin möchte, gewähren Sie ihm diesen Wunsch.

- Und wieder andere, die nämlich, die mit uns selbst nichts zu tun haben, sondern von »Außen« kommen, nämlich durch Gesellschaft oder Erziehung, möchten uns gerne verlassen. Für sie müssen wir den Weg wieder nach draußen finden. Das funktioniert am besten, indem wir Vorschläge machen: »Soll ich dir eine Tür in den Bauch bauen, damit du herauskannst?«, könnte es da heißen, oder aber: »Möchtest du durch meinen Mund herauskommen, soll ich dich aussprechen?«, oder »Möchtest du mich durch meine Tränen verlassen?«

- Manche Ängste, besonders im Kinderwunsch, stellen sich so dar, dass sie gar nicht zu uns gehören scheinen. Diese können von uns an ihren Absender zurückgeschickt werden. So kann die Auflösung dann eintreten, nachdem wir sie in ein Paket getan haben und sie unseren Müttern, unseren Ärzten oder anderen Personen zurückgegeben haben.

- Die meisten Ängste jedoch wohnen in uns selbst. Daher werden wir es ihnen auch in unserer kleinen Pension gemütlich machen. Erfüllen Sie nach und nach alle Wünsche des kleinen Monsters. Wenn es keine zu äußern scheint, dann bieten Sie ihm Leckerbissen an, machen Sie Vorschläge. Einen nach dem anderen.

- Sie werden sehen, nach jeder Runde wird die Angst kleiner. Denn mit jedem kleinen Schritt nehmen wir sie in einem »heileren« Zustand wahr.

- Sobald es Ihnen möglich erscheint, nehmen Sie Ihre Angst liebevoll in die Arme, ganz so, wie Sie es mit einem kleinen verletzten Hasen tun würden. Genau hier, in unseren Armen und innerhalb unserer Liebe und Zuwendung ist die Veränderung am deutlichsten und stärksten zu spüren. Spätestens hier ist unser Monster wirklich zu einem kleinen Hasen geworden.
  → **Das ist die Heilung der Angst.**

Es macht nichts, wenn Ihnen diese innere Veränderung nicht gleich gelingen sollte. Es macht auch nichts, wenn Sie sich nicht vorstellen können, dass dies Ihnen und Ihren Ängsten wirklich hilft. Eine Veränderung tritt immer ein, allein durch den Versuch, diese inneren Bilder aufzubauen. Gehen Sie also durchaus spielerisch vor.

Und erwarten Sie gar nichts von sich, weder ein Happy End, noch irgendetwas besonders Großartiges. Wenn Sie in der Lage sind, ein Buch zu lesen und zu verstehen, dann sind Sie auch in der Lage, sich einen kleinen Hasen in Ihren Armen vorzustellen. Ganz einfach. Mehr braucht es nicht!

Einige hegen die Annahme, dass irgendetwas sehr Spektakuläres geschehen müsse, allein schon, weil diese Angst ja so beängstigend erscheint. Und man ja »Großes« leisten müsse, um »Großes« zu bewirken. Dies mag in unserem gesellschaftlichen Lebensplan so sein, nicht aber in der Heilung unserer Gefühle. Hier bleibt alles ganz einfach! Bauen Sie also einfach diese Bilder auf, dann werden diese von selbst in Ihnen wirken. Es ist nicht einmal notwendig, bis zum Ende der Übung zu gelangen, die Heilung würde dennoch in Gang gesetzt werden und in den nächsten Tagen und Wochen in Ihnen wirken.

Eingesperrte Trauer

Angst hat man immer vor irgendetwas. Das kennen wir auch aus dem Sprachgebrauch. Man hat Angst vor der Hoffnung, Angst vor der Trauer, man hat immer Angst *vor* etwas. Je nachdem, welche Gefühle in Ihnen hochkommen, wenn Sie die Angst einmal nicht abwehren, dann wissen Sie, vor welchen Gefühlen Ihre Angst steht.

Zumeist ist dies Angst vor der Trauer. Die Trauer selbst hat nun aber viele Gesichter, denn sie äußert sich keineswegs nur im Gefühl von Traurigkeit. Auch Wut, Aggression, Babyneid und andere Gefühle mehr können Ausdruck unserer Trauer sein. Sie zeigt sich am häufigsten durch:

- Angst vor dem Schmerz
- Angst vor der Sehnsucht
- Angst vor der Enttäuschung
- Angst vor der Wut
- Angst vor dem Babyneid
- Angst, die Beherrschung zu verlieren
- Angst, sich ein Kind wieder zu sehr zu wünschen.

All diese Gefühle können unsere Trauer ausdrücken. Sie ist ein fester Begleiter einer langen Kinderwunschzeit. Bitte verstehen Sie, dass Ihre Trauer aber nichts Negatives ist, im Gegenteil, sie weist Sie bereits jetzt als Mutter aus mit all der Sehnsucht nach Ihrem Kind. Sie ist ein Teil des Ihnen innewohnenden mütterlichen Prinzips, worauf Sie stolz sein sollten!

Man wird die Traurigkeit aber nicht los, indem man sich gegen sie wehrt. Leider wird durch Abwehr auch die Trauer immer größer. Die einzige Möglichkeit, Trauer auf ihre geringste notwendige Größe zu reduzieren, ist also das Gegenteil von dem, was die meisten Menschen tun:

Lassen Sie die Trauer in sich zu!

Die Trauer ist nicht neu, Sie hatten sie nur versehentlich eingesperrt.

Wenn Sie Ihre Trauer das erste Mal wieder spüren, dann ist das so, als ob Sie nach langer Zeit in der Wüste das erste Mal wieder Wasser trinken können. Trinken Sie langsam und bedacht, wohl wissend, dass der Moment, an dem Ihr Durst gelöscht ist, von ganz allein kommen wird.

Deshalb werden Ihre Tränen auch ein Ende haben. Alles in Ihnen wird Ihr Reparatursystem unterstützen, alles in Ihnen strebt nach emotionaler Gesundheit. Wenn Trauer bedeutet, dass wir unzählige Tränen weinen müssen, dann sollten wir sie in der Zuversicht fließen lassen, dass alles, was wir mit jeder Träne nach außen bringen, ab sofort in uns keinen Schaden mehr anrichten kann. Verlassen Sie sich darauf, dass jede Auflösung abgewehrter und damit angestauter Gefühle Sie aus dem Kontrollverhalten erlöst und Sie mit jedem kleinen Schritt Ihrer Gelassenheit viel näher sind, als Sie es zuvor noch waren.

Verluste bewältigen

Verluste begegnen uns in unserem Leben öfter als angenommen wird.

Wir erleben sie durch Fehlgeburten oder Schwangerschaftsabbrüche, durch den Tod unserer Kinder vor, während oder nach der Geburt, und manchmal auch später. Wir erleben sie als Eltern, Familienmitglied oder Freund oder Freundin.

Verluste lösen immer Trauer aus. Sie ist eine emotionale Ausdrucksweise, damit wir uns mit schmerzenden und unfassbar schlimmen Dingen dennoch auseinander setzen. So gesehen ist Trauer nicht aktiv, sondern reaktiv. Sie ist eine heilsame Maßnahme unseres emotionalen Systems und wir brauchen sie.

Wir brauchen alles an der Trauer, den Schmerz und die Sehnsucht, die Verzweiflung, die am Anfang jeder Trauer steht, wir brauchen die schlaflosen Nächte und die Tränen, um uns Erleichterung durch sie zu verschaffen. Wir brauchen auch all die gewonnenen Erkenntnisse, die am Ende der Trauer stehen, um uns unsere Lebensweisheit erarbeiten zu können.

Das klingt einleuchtend, und doch ist uns das Gefühl der Trauer und der Umgang mit ihr so fremd geworden, unbekannt und schmerzlich, dass wir uns vermutlich nicht in der Lage fühlen, sie zu leben und lieber Reißaus nehmen und sie wegsperren, anstatt sie zuzulassen.

In der Praxis erlebe ich dies oft. »Ich habe ganz schnell wieder angefangen zu arbeiten, damit ich nicht so oft daran denken muss«, höre ich da, oder »Es tut so sehr weh, dass ich gar nicht mehr hinschauen möchte.« Und noch schlimmer: »Wenn ich von meinem verlorenen Baby spreche, dann ziehe ich

alle nur runter, also lasse ich es gleich.« Hier wird Trauer abgewehrt. Das verstehe ich nur allzu gut. Und in manchen Situationen kann man vielleicht ja auch nicht anders, als zunächst wegzusperren, doch sollte später dann die Trauer wieder entlassen werden, damit sie sich nicht anstaut.

Wenn wir die Trauer nicht leben, dann wird sie sich körperlich manifestieren.

Wenn wir sie einsperren, dann schließen wir unser emotionales System.

Die Folgen der Trauer, insbesondere, wenn sie nicht in Bewegung bleibt oder gelebt wird, können so zahlreich sein, dass man ihnen kaum gerecht werden kann.

Hier jedoch werde ich sie zumindest unter dem Aspekt eines neuerlichen Kinderwunsches berühren und fasse Ihnen einige wichtige Regeln und Ratschläge zusammen, für den Fall, dass Sie durch den Verlust eines Kindes in Trauer geraten.

Da wir Trauer nicht bemessen, ist es unerheblich, wie weit die Schwangerschaft fortgeschritten war, wie lange ein Kind gelebt hat oder nicht.

Wir trauern beispielsweise auch, wenn wir uns vom Partner trennen oder einen lieben Freund verlieren. Das kann uns immer passieren ebenso wie einer guten Freundin, wodurch wir selbst in die Situation geraten, dann helfen zu wollen.

Drücken Sie Ihre Trauer aus

- Erzählen Sie vertrauten Menschen, was Ihnen geschehen ist und beschreiben Sie Ihre Gefühle. Es macht überhaupt nichts, wenn Sie Ihre Geschichte immer wieder erzählen, tun Sie es einfach, denn das Erzählen wird Sie erleichtern.
- Vielleicht möchten Sie Ihre Geschichte auch aufschreiben. Das ist immer sehr wohltuend. Und Sie werden später feststellen, dass Sie kaum jemals im Leben wieder so gefühlvoll denken und schreiben, kaum jemals werden Sie so tiefgründig im positiven Sinne sein wie in der Zeit der Trauer.
- Malen Sie ein Bild für Ihr Kind. Malen Sie Ihre Gefühle. Malen Sie Ihre Trauer.
- Schaffen Sie sich viele kleine Rituale.
- Lassen Sie sich Zeit für alle Entscheidungen, die möglicherweise anstehen.
- Falls man Ihnen eine Ausschabung anrät, dann eilt das nicht. Nehmen Sie sich Zeit, auch selbst zu einer solchen Entscheidung zu kommen. Informieren Sie sich über Alternativen.
- Nehmen Sie sich Zeit, um Abschied von Ihrem Kind zu nehmen.
  Bedenken Sie, dass dieser Abschied ausreichen muss, um in Ihrem ganzen späteren Leben damit zurechtzukommen.
- Zeigen Sie Ihrem Kind vorher noch Ihre Lieblingsplätze, zeigen Sie ihm, wo es gelebt hätte, spielen Sie ihm Ihre Lieblingsmusik vor, nehmen Sie vielleicht eine Kassette für es auf.
- Stellen Sie Ihr Kind Ihrer Familie vor!
- Geben Sie jedem Gefühl nach und gestalten Sie alles feierlich.
- Dann nehmen Sie allmählich Abschied. Seien Sie sich darüber im Klaren, dass ein Abschied in diesem Sinne kein Vorgang ist, sondern eine Lebensphase. Hierfür haben Sie alle Zeit der Welt.

Hoffnung

Waren wir zu Beginn unserer Kinderwunschzeit noch guter Hoffnung, dann kann es sein, dass jede Enttäuschung unserer Hoffnung so schmerzlich war, dass wir es allmählich nicht mehr wagen, zu hoffen. Und die Angst stellte sich davor.

»Wenn ich wieder hoffe«, sagen viele meiner Patientinnen, »dann riskiere ich, am Monatsende in ein riesengroßes Loch zu fallen.«

Wir brauchen unsere Hoffnung aber, um uns auch vorstellen zu können, eines Tages guter Hoffnung zu sein. Und unsere Wunschkinder brauchen sie auch. Die Vorstellung, eines Tages mit einem wunderschönen dicken Bauch, in dem unser Baby wohnt, durchs Leben zu gehen, ist ein wichtiges Signal an unseren Körper.

Wenn wir die Hoffnung nicht zulassen können, dann verzichten wir auf ein wichtiges Werkzeug im Kinderwunsch. Wenn wir also verständlicherweise den Schmerz bei Einsetzen der Monatsblutung auf Sparflamme halten möchten, dann halten wir immer auch gleichzeitig unsere positiven Signale ans Unterbewusstsein mit auf Sparflamme.

Das ist eine wirklich schwierige Situation. Die gesündeste Variante wäre tatsächlich, aus vollem Herzen zu hoffen und dann auch den Schmerz zuzulassen, wenn unsere Hoffnung wieder dahingeht, einem neuen Zyklus entgegen.

Ich weiß aber, dass eine solche Vorgehensweise kein Patentrezept von Dauer ist. In Anbetracht der Tatsache, dass ein Kinderwunsch kein Sprint, sondern eher eine Mittel- oder Langstrecke ist, wird es also eine gewisse Zeit lang gut funktionieren, wieder Hoffnung zu schöpfen, doch irgendwann kommt erneut der Zeitpunkt, wo wir der enttäuschten Hoffnung wieder Raum gewähren müssen.

Genauso ist es richtig! Es würde nicht funktionieren, sich an die Hoffnung klammern zu wollen und davon auszugehen, dass die Trauer nun ausbleibt.

Im offenen emotionalen System, also ohne unsere Gegenwehr, werden weiterhin beide Gefühle in uns wohnen, dabei jedoch nur für sich selbst stehen und nicht für viele angesammelte andere Gefühle mit. So trauern wir dann am Monatsende um diesen einen Zyklus und nicht für ganz viele andere Zyklen und traurige Erlebnisse und Tatsachen in unserem Leben an sich.

Und ebenso beginnen wir anschließend wieder, zu hoffen.

Sehnsucht

Wir haben die Wolke der Angst vorbeigelassen und gleich hinter ihr kam die Hoffnung. Die Hoffnung hat unsere Trauer in Sehnsucht verwandelt. Hoffen wir also. Und trauern wir auch.

Wenn unsere Abwehr aus der Trauer gelöst ist, dann ist die Trauer unverletzt und die Verzweiflung geht vorüber.

Locksignal an unser Kind.

Und dann spüren wir, dass diese Trauer aus unserer unerfüllten Sehnsucht nach unserem Kind hervorgerufen ist. Diese Sehnsucht zeichnet uns als Mütter aus. Mit dieser Sehnsucht rufen wir nach unseren Kindern, und wer weiß, vielleicht unsere Kinder ja auch nach uns?

Wenn meine Patientinnen erst einmal so weit sind, dass sie nicht mehr verzweifeln, sondern in ihrer Trauer die Sehnsucht nach ihrem Kind erkennen, dann wird die Trauer feierlich und stimmig. Dann gleicht sie einem uralten und instinktiven Lockruf für die Wunschkinder, und sie hält alle emotionalen Türen und Tore für sie offen. Hier muss man Geduld nicht mehr üben, sie kommt von ganz allein.

Zuversicht

Wann immer Menschen zuversichtlich sind, haben sie eine Vision. Ohne eine solche würden Menschen in Notzeiten nicht hoffen können, würden Menschen sich nicht vorwärts bewegen. Unsere Wissenschaftler brüten ihre Theorien für sehr lange Zeit aus, bevor sie sie hervorbringen, Produkte werden entwickelt, bevor sie auf den Markt kommen. Alle Dinge haben also eine Vorlaufzeit. Zu allem und jedem kann man immer einen Weg erkennen, wenn man nur einmal die Augen dafür öffnet.

Diese Wege sind unkalkulierbar und immer individuell. Allen aber wohnt die Kraft der Vision inne.

Ich habe einige Menschen kennen gelernt, die den Jakobsweg gegangen sind. Für Wochen liefen sie von Südfrankreich aus nach Santiago de Compostela in Spanien. Dies ist eine Erfahrung, die die Aufmerksamkeit der Wanderer auf den Weg legt. Man lernt hier vermutlich sehr viel mehr, doch eine der für mich bemerkenswertesten Erfahrungen ist das wochenlange Jonglieren zwischen Weg und Ziel in all seinen Variationen.

Wunder zulassen!

Man hat vom ersten Tag der Wanderung an die Vision, in Compostela anzukommen. Das ist gut und richtig so. Diese Vision in sich tragend wandert man über Wochen durch die wunderschöne Landschaft und erlebt hier Dinge wie in kaum einem anderen Urlaub. Man gewinnt wieder Freude an den kleinen Dingen des Lebens und entspannt intensiv.

Nun stellen Sie sich vor, solch ein Wanderer käme unterwegs auf die Idee, es eilig zu haben.

Er hätte dann einzig noch sein Ziel vor Augen, und der Weg flöge an ihm vorbei wie ein grauer Schatten. Vor lauter Ungeduld würde er sich mit Gewaltmärschen verausgaben, er würde sich eine ungeeignete Unterkunft suchen, um keine Zeit zu vergeuden und dafür schlecht schlafen, von seinen wenigen eiligen Mahlzeiten bekäme er wohl Bauchweh. Das Schlimmste ist: Er würde in eine Achterbahn seiner Gefühle geraten. Morgens wäre er vermutlich »zuversichtlich«, sein Ziel an diesem Tag noch zu erreichen, und abends erkennt er frustriert, dass er immer noch einfach nur Berge und Wälder und Wiesen um sich herum hat.

Er ärgert sich über jede überflüssige Rast, er meidet Menschen, weil es ihn eh schon lange nicht mehr interessiert, was sie zu sagen haben, er wird wütend auf alles, was sich ihm in den Weg zu stellen scheint.

Das kostet ganz ungemein viele Ressourcen und es ist sehr schade um den Urlaub.

Wenn wir in der Kinderwunschzeit in eine der vielen Gefühlsfallen tappen, dann kann uns das ganz genauso ergehen.

Eine Wanderung nach Compostela mag einige Wochen dauern. Eine Kinderwunschzeit dauert länger. Hier müssen wir noch sorgsamer als bisher auf unsere Kräfte achten und darauf, wohin unsere Aufmerksamkeit gerichtet ist. Wir werden umso länger und glücklicher durchhalten, wenn das Zusammenspiel von Vision und Hingabe auf diesem wundervollen Weg im richtigen Verhältnis steht.

Ein Kinderwunschtagebuch

Manche Dinge sieht man viel klarer, wenn man sie im Nachhinein betrachtet.

Wenn ich von einer Patientin eines dieser typischen Fotos erhalte, die Mutter und Kind überglücklich kurz nach der Entbindung zeigen, dann ist dies ein Moment, wo ich den Weg dieser Frau zu ihrem Kind noch einmal Revue passieren lassen kann.

Ich erinnere mich dann an viele ihrer Schritte und Etappen, an viele Hochs und Tiefs in der Kinderwunschzeit. In diesem Moment wird mir noch einmal sehr deutlich, wie stark in allen diesen Situationen die mütterliche Kraft dieser Frau doch die treibende war.

Das geht nicht nur mir so, sondern den betroffenen Frauen ebenfalls. Viele von ihnen führen daher ein Kinderwunschtagebuch, in dem sie die für sie selbst wichtigen Stationen ihrer Kinderwunschzeit festhalten.

Ein solches Tagebuch kann einer »Wunschmutter« ein stiller Begleiter und Zuhörer sein. Zumeist ist es zugleich ein wunderschönes Zeitdokument des Kinderwunschweges.

Hierin sind ihre Emotionen, ihre kleinen Erinnerungen und Erlebnisse festgehalten, ihre Briefe an die Wunschkinder, ihre Fortschritte und Niederlagen. Hierin stehen »Jammertal-Einträge« ebenso wie »Hoch-Zeiten«.

Vor allem aber sind es Bücher voller Hoffnung.

Nach Einsetzen der Schwangerschaft führen viele Frauen diese Bücher gerne weiter.

Vielleicht landet hier ein Foto, auf dem Sie bereits schwanger waren, ohne es zu wissen.

Vielleicht wird hieraus ein Schwangerschaftstagebuch?

Dies mag vielleicht der richtige Platz sein, für den Schwangerschaftstest, für das erste Ultraschallbildchen, die ersten Bauchfotos.

In Ihrem Kinderwunschtagebuch könnte z.B. stehen:

Ich weiß, wohin meine Reise geht.

Ich genieße jeden Schritt zum Ziel.

Inzwischen bin ich frei von Angst und weiß, dass ich durch Kontrolle nur mir selbst schade, deshalb bin ich dabei, sie mir abzugewöhnen.

Manchmal bin ich traurig, doch dies macht mir keine Angst mehr.

Ich kann die Hoffnung immer mehr zulassen,
und nehme nun jeden Tag wie eine Wundertüte,
denn er steckt voller Überraschungen für mich.

Ich investiere meine emotionale Kraft nur noch in Dinge, die sinnvoll sind und erhöhe so immer mehr meine Lebensqualität.

Ich öffne mich meinem Leben, meiner Liebe, meinem Körper, meinem Partner und meinem Kind.

Alles ist gut so, wie es ist, denn ich bin auf dem Weg.

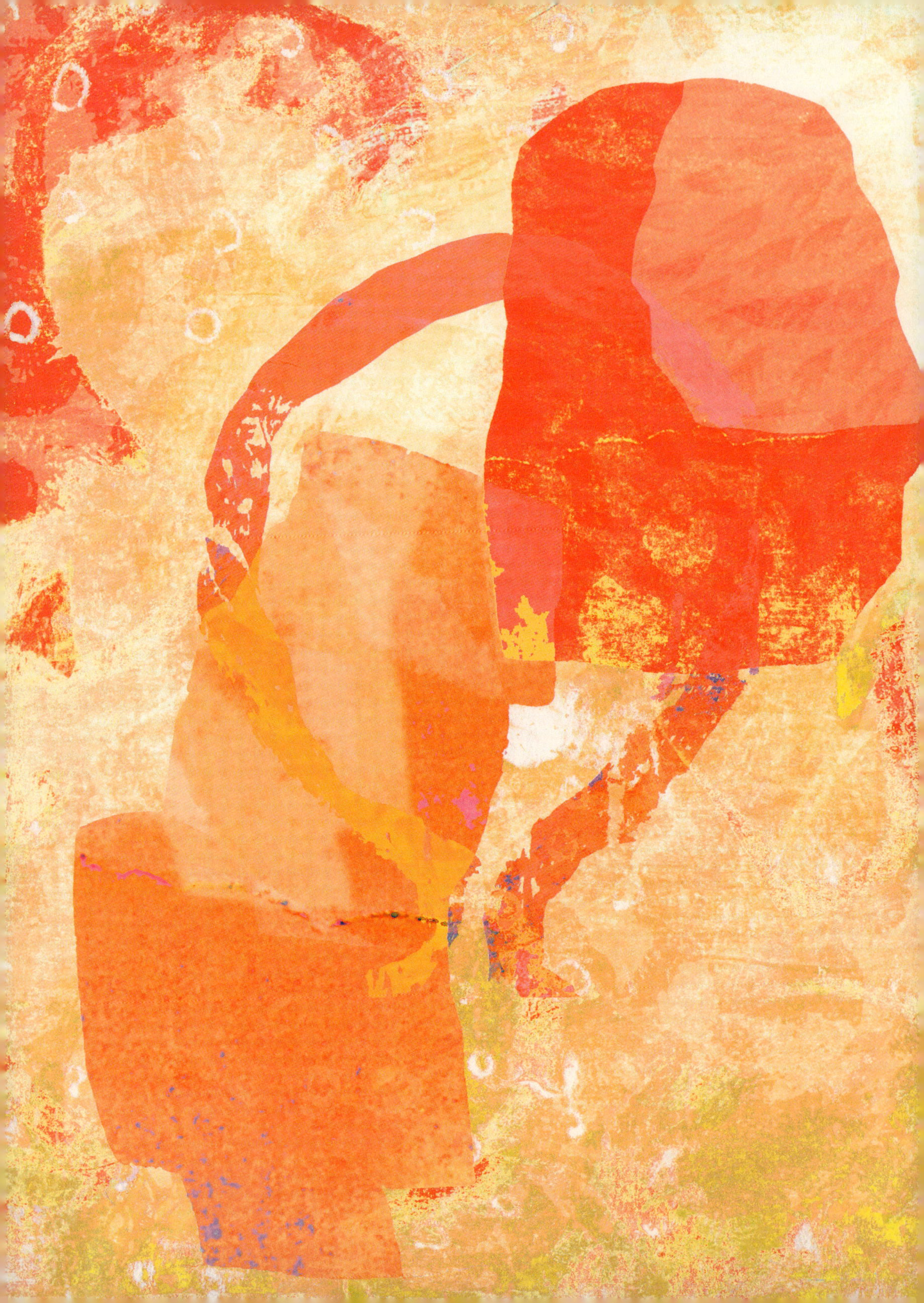

Teil V: Wunschmütter – Wunschväter

Mehr als 60 Prozent der Frauen entwickeln bereits innerhalb der repromedizinischen Behandlungszyklen Anzeichen einer Depression. Wie hoch mag der Anteil vor und nach den Behandlungszyklen sein und vor allem: Wie geht es all den daran beteiligten Männern?

Es ist ein wenig ungerecht, wenn sich in der Kinderwunschzeit alles immer nur um die Frau zu drehen scheint. Ich erlebe sehr viele Männer in dieser Zeit und empfinde sie oft als noch allein gelassener als ihre Frauen. Dies geht nicht nur vom medizinischen Personal, dem sozialen Umfeld und der Familie aus, sondern fängt häufig schon bei der Partnerin an.

Ein tiefes und gutes Verständnis untereinander kann in der Kinderwunschzeit die Nähe zwischen Ihnen und Ihrem Partner viel besser aufrechterhalten. Wie aber soll man es bewerkstelligen, den anderen in einer Situation zu verstehen, in der man sich selbst nicht mehr versteht?

Auch hier gestaltet sich der emotionale Hintergrund eines jeden Kinderwunsches ganz persönlich und individuell. Einigen Aspekten und Gedanken begegne ich in meiner Arbeit jedoch immer wieder.

Der Mann ist der Seefahrer, die Frau der Kompass

Es existieren viele Modelle, um Ähnlichkeiten und Unterschiede von Männlein und Weiblein zu umschreiben. Dieses in der Überschrift formulierte ist mir das liebste unter allen.

Beschreibt es doch wunderbar die sensible Gefühlskraft der Frau, die immer richtig liegt und dabei den richtigen Kurs anzuzeigen vermag, solange sie als empfindliches Instrument wahrgenommen und respektiert wird.

Es macht aber auch deutlich, dass ein Kompass ohne Seemann auf Dauer nirgendwo ankommt, wenn ihm Schutz und Umsetzung fehlen. Außerhalb dieses Schutzes, außerhalb dieser Platzierung kann ein solches feinfühliges Instrument nicht mehr richtig funktionieren und auch nicht, wenn es in der Schublade liegt und niemand sich an ihm orientiert.

Frauen unserer heutigen Gesellschaft sind oft selbst schon zu Seefahrerinnen geworden. Ganz besonders dann, wenn sie ihren oft hochqualifizierten Arbeitsplatz in Männerdomänen angesiedelt haben. Das hat den Vorteil, dass sie längst gelernt haben, ihr Schiff selbst durchs Leben zu manövrieren.

Im Gegenzug sind natürlich auch Männer viel feinfühliger geworden, und kommen auch mal ohne ihren Kompass aus.

Der Nachteil für beide liegt jedoch darin, dass sie Rollen eingenommen haben, denen bisher noch Traditionen fehlen, und dass sie ihre Instinkte nicht mehr vollständig ausspielen können. Dies sind ungenutzte Ressourcen, über die jeder für sich selbst nachdenken sollte, ob er oder sie diese gerne wieder ins Lebensspiel zurückbringen möchte.

Als Team sind Frau und Mann immer dann unschlagbar, wenn sie genau richtig platziert sind, jeder seine wirklichen Talente einbringen kann und dadurch eine fast vollständige Ergänzung entsteht. Fast jeder kennt sie aus dem Bekanntenkreis, so eine Musterpartnerschaft, die offenbar ozeantauglich ist. Auch in der Wirtschaft gilt: Familienbetriebe sind unschlagbar gut.

Ausgereizte Positionen?

Im Kinderwunsch scheint mir eine solche richtige Platzierung ausgesprochen wichtig zu sein. In der Arbeit mit Paaren treffe ich nahezu immer auf ungenutzte Ressourcen. Oder es gibt große und kleine Verständnisprobleme untereinander.

Die größten Missverständnisse treten erst im Laufe der Kinderwunschzeit auf oder vergrößern sich dann.

Da mag sich eine Frau von ihrem Partner gänzlich missverstanden fühlen, sein Sich-Fernhalten von täglichen Gedanken und Gefühlen rund um den weiblichen Körper baut eine Abwehrhaltung in ihr auf: »Du bist nicht richtig bei der Sache, also wünschst du dir ja gar kein Kind«, kann es da heißen, oder die Frau zieht sich zurück, in einer bemerkenswert dosierten Mischung aus: »Du interessierst dich ja nicht für mich, also interessiere ich mich auch nicht für dich.« Als Folge können Spannungen auftreten, die sich über große Zeiträume hinweg halten.

Da mag ein Mann sich kaum mehr trauen, einen Ton von sich zu geben, denn wenn man erst einmal dabei ist, sich ordentlich mißzuverstehen, dann ist auch die leiseste Äußerung falsch. In einer solchen Position wird er kaum noch auf die Idee kommen, etwas zu tun, was für ihn fremdes Terrain bedeutet – nämlich über seine Gefühle zu reden!

Um hier helfen zu können oder um sich selbst zu helfen, sollten wir also beide Positionen und ihre jeweiligen Qualitäten gut kennen. An dieser Stelle möchte ich mich stark machen für ein Verständnis unserer Männer.

Unsere sexuelle Natur

Was würde eigentlich den sexuellen Trieb in uns ausmachen, wenn wir nicht darüber nachdenken würden? Natürlich möchte ich den Menschen keinesfalls mit den Affen vergleichen, sondern diesen Vergleich nur kurz heranziehen, um einen in uns wirkenden kleinen Animus zu verdeutlichen.

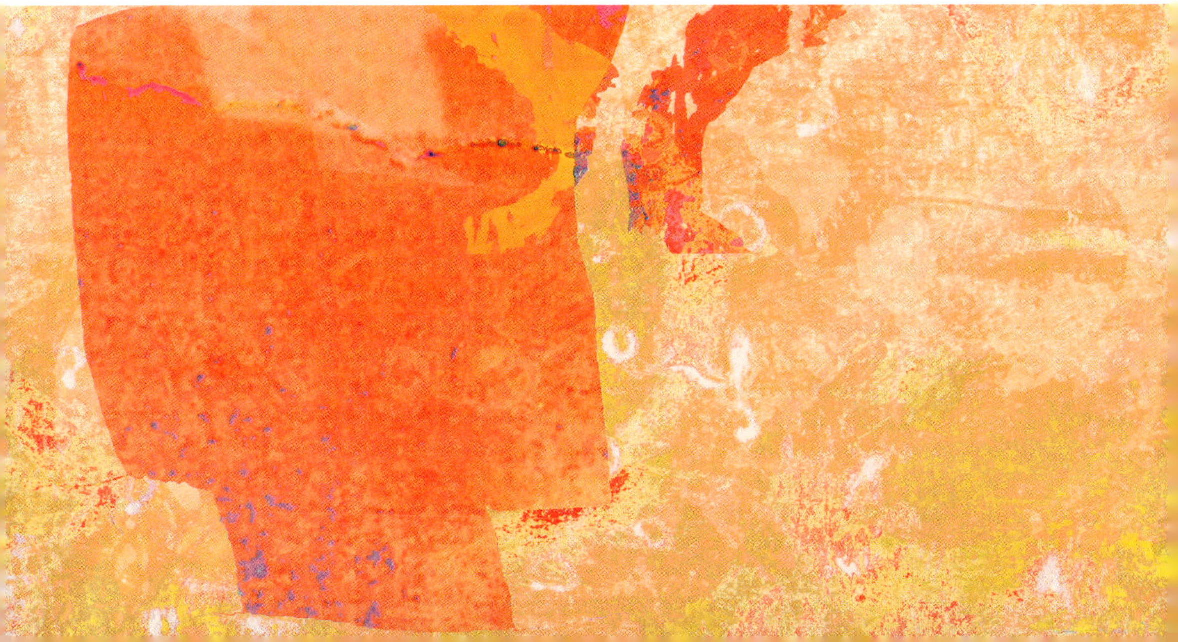

Das Weibchen sichert die Qualität

In der Natur ist das Weibchen zuständig für das Sichern der Qualität der Nachkommen. Daher wählt es ihren Partner wesentlich kritischer aus, als ein Männchen es tun würde. Wir können daher davon ausgehen, dass eine Frau ihren Partner ebenfalls unter dem Aspekt der Qualitätssicherung aussucht. Charakter, Gestalt und Gesundheit ihrer Nachkommen hängen davon ab. Es ist also recht unwahrscheinlich, dass sie ihren Partner kennen lernt oder sich von ihm sexuell angezogen fühlt, wenn er mit einer Halsentzündung und 39 Grad Fieber in einem Schwächeanfall auf einer Parkbank liegt. Viel wahrscheinlicher kann er bei einer Frau landen, wenn er ihr in der Disco kraftstrotzend seinen durchtrainierten Körper präsentiert. Stellvertretend hierfür kann er ein unglaublich guter Skifahrer, Arbeitskollege oder Zuhörer sein, eines aber muss er tun: Er muss imponieren und seine archaische Stärke zum Schutz von Frau und Nachwuchs irgendwie deutlich machen.

Das Männchen sichert die Quantität

Gemäß dem evolutionären Bestreben sichert ein Männchen den Nachwuchs, indem es möglichst viele Nachkommen produziert. Es hat hier also eine ganz andere Strategie. Ein Vergleich: Die weltweit als Mutter der meisten Kinder bekannte Frau ist eine Russin mit 63 Kindern. Als der kinderreichste Mann der Welt gilt ein arabischer Scheich mit über 800 Kindern.

Während die Frau instinktiv immer auch die Lebensumstände zur Absicherung ihrer Kinder bemisst, gibt es einen instinktiven Teil im Manne, der bestrebt ist, dauerhaft Spermien in dem Befruchtungsraum seiner Partnerin zu deponieren. Je nach Überlebensdauer seiner Spermien wird der instinktive Mann diese in gewissen Abständen also erneuern wollen.

Auf dieser Grundlage wohnt jedem Paar eine ihm eigene sexuelle Routine inne, in der arterhaltungssichere Kräfte zum Ausdruck und zur Wirkung kommen.

Was wir uns erhalten sollten

So erklärt sich vielleicht auch, weshalb es in allen Partnerschaften einen gewissen Zeittonus gibt, in dem das Verlangen nach Routinesex stark wird.

Dies ist eine Erklärung dafür, weshalb dieses Verlangen bei Mann und Frau unterschiedlich sein *muss.*

Jetzt verstehen wir hoffentlich, dass die Sexualität von Mann und Frau naturgemäß unterschiedliche Interessen vertritt. Wann immer einer im Sinne seiner eigenen Strategie Erfolg hat, wird er automatisch die Strategie des anderen durchkreuzen.

Das ist kein Grund für Unstimmigkeiten, sondern ein Grund mehr, sich durch Routinesex seine natürlichen Instinkte nicht zerstören zu lassen und sich beide Kräfte so gut es geht zu erhalten und zur Wirkung zu bringen.

Das gilt nicht nur für den Routinesex, sondern für jede Art der Sexualität: Für die romantische Kuscheleinheit ebenso wie für einen gut gemeinten Quickie. Je variantenreicher Sie sich Ihre Sexualität in der Kinderwunschzeit erhalten können, desto besser sind Ihre Chancen und desto glücklicher bleiben Sie.

Alles, was aus uns selbst heraus geschieht, aus unserem Bauch heraus, wird auch unserer Natur entsprechen. Es wäre wirklich wünschenswert, wenn wir uns dies erhalten könnten. Das gilt für eine natürliche Empfängnis ebenso wie während künstlicher Befruchtungsversuche. Nutzen Sie hier die Behandlungszwischenräume für Ihre »eigenen« Versuche.

Und glauben Sie bitte nicht, dass das Ejakulat einer Masturbation »vergeudete Munition« sei, das ist ein Ammenmärchen, welches Sie von Ihren Instinkten entfernen kann.

Vom richtigen Zeitpunkt

Den richtigen Zeitpunkt für eine Empfängnis kann man also nicht wirklich ausrechnen, denn dieser bemisst sich immer auch am jeweiligen sexuellen Zusammenhang eines Paares. Medizinische Ratgeber orientieren sich hier immer am Zyklus der Frau, berücksichtigen aber niemals den jeweils aktuellen Status des Spermiogrammes ihres Partners und vergeuden hier etwas fahrlässig die ihm innewohnende Intelligenz zur Befruchtung!

Legt man hierzu noch in die Waagschale, welch ein Verlust an Sexualitätsreichtum die Ausrichtung eines Paares auf den Kalendersex üblicherweise hat, dann überwiegt eindeutig der Schaden in der Sexualität nach Zeitpunkt.

Ich weiß, es ist schwer, sich zu etwas, von dem scheinbar alle Welt behauptet, es sei *das* Richtige, ganz in Ruhe und in aller Logik seine eigenen Gedanken zu machen. Versuchen Sie sich auch gerne eine Zeit lang im »Kalendersex«, wenn Sie denn nicht anders können. Sobald es Ihnen aber nicht mehr gut geht damit, erinnern Sie sich bitte an meine Empfehlung und gönnen Sie sich eine Auszeit davon und fangen sie an, Ihre Joker wieder auszuspielen.

Der sexuelle Kick

In jedem Menschen wohnt ein kleiner Spieler. Und jeder kennt den kleinen sexuellen Kick, der sich im Moment der Entstehung von Verhütungspannen einstellt. Allein die Möglichkeit, dass sich aus einer Liebesnacht unter Umständen Nachwuchs entwickeln könnte, erfüllt viele Frauen mit romantischen Gedanken, und viele Männer mit einem Gefühl von Stärke. Das kennen die meisten von uns aus der Jugend, aus der Vergangenheit. Viele Paare, die bereits Kinder haben gestehen ein, dass dieser Reiz, eventuell doch noch ein weiteres Kind zu zeugen, immer auch einen kleinen sexuellen Kick darstellt.

Interessanterweise fühlen Paare, die bereits lange und ausschließlich »Kalendersex« haben, diesen Kick nicht mehr. Das ist doch ziemlich schade, nicht wahr?

- Wenn Sexualität frei und spontan bleiben darf, verfügt sie über ein reichliches Repertoire an nicht offensichtlichen Fantasien und Möglichkeiten.

- Vielleicht wäre das Zurückgewinnen der Lust mit all ihren kleinen und großen sexuellen Kicks ja ein weiterer kleiner Anreiz, vom »Kalendersex« dann wieder Abstand zu nehmen.

Die Lebensplanung des Wunschvaters

Wann immer Paare ihr Leben planen, tun sie dies zusammen, aber doch jeweils aus unterschiedlichen Gesichtspunkten heraus.

Glauben Sie also nicht, dass Ihr Mann bei dem Gedanken an den Alltag mit einem Baby die gleichen Empfindungen und Visionen hat wie Sie selbst.

Gewiss freut er sich wie Sie auf romantische Momente mit der frisch gebackenen Familie im elterlichen Bett, auf eine traute und warmherzige Umgebung, aber er kann das auch schneller langweilig finden als Sie. Und er wird selbstverständlich zu den Vätern gehören, die ihre Babys selbst wickeln können, sie füttern und schlafen legen. Aber er wird ebenso froh sein, wenn er es nicht andauernd tun muss, denn ihm fehlt hierzu schlichtweg der instinktive Anreiz. Dafür sind andere Instinkte stärker ausgeprägt, und die wird er früher oder später wieder leben wollen und müssen.

Familie als Grundstein einer Zukunft.

Der Mammutjäger

Schauen wir uns diese Instinkte doch einmal genauer an. Sie kommen deutlicher hervor, wenn wir uns einmal zurückversetzen zu Neandertaler und Neandertalerin. Das scheint weit hergeholt und dicht dran zugleich. Denn hier werden die instinktiven Anteile deutlicher, die ohne Frage in uns wirken und die wir mit unseren aktuellen moralischen und gesellschaftlichen Ansprüchen gewissermaßen unter einen Hut bringen müssen.

Der Neandertalerin unterliegen hier wieder die Qualitätssicherung und Gesunderhaltung des Nachwuchses und der Familie. Versorgung, Heilkunst,

Kochkunst, das sind ihre Talente, ihr Wirkungsgebiet ist die Höhle und deren nächste Umgebung. Keine Frage – aus emanzipatorischer Sicht ein ziemlich langweiliges Dasein.

Bis heute aber verfügen Frauen noch immer über Reste dieser alten Fähigkeiten, ebenso wie Vorlieben und Abneigungen. Hierunter mag der Nestbautrieb fallen, ihr Talent, es im Supermarkt oder im Möbelhaus in der Regel länger aushalten zu können als ihr Partner, oder die Vorliebe, eine Speisekammer immer wieder aufzufüllen. Erstaunlich heute auch die großartige Fähigkeit von Müttern zahlreicher Kinder, zu jedem Zeitpunkt genauestens über den Gefühls- und Gesundheitszustand eines jeden Familienmitgliedes Bescheid zu wissen.

Hierüber ist viel geschrieben worden und falls es Sie interessiert, weshalb Männer mit ihrem Teleobjektiv-Blick die Butter im Kühlschrank ganz einfach nicht so schnell finden können wie eine Frau, dann lesen Sie entsprechende Literatur dazu und nehmen Sie es mit Humor.

Hier möchte ich dieses Bild nur nutzen, um auch im Kinderwunsch auf einige kleine gewisse Unterschiede aufmerksam zu machen.

Denn hier können wir unsere Männer und Väter als Mammutjäger verstehen und einige Denk- und Verhaltensmuster von diesem ableiten:

Der Mammutjäger schützt seinen Nachwuchs stets vor der Höhle und selten aus dem Kinderzimmer heraus. Er verbindet mit der Vorstellung an eine Familie immer die ganze Höhle und nicht nur ein Baby an sich.

Während unsere Neandertalerin um die Versorgung des Nachwuchses von innen, also innerhalb der Höhle besorgt ist, tut unser Mammutjäger dies draußen. Was könnte diesen Unterschied also heutzutage noch ausmachen?

Existenzsicherung

Die Nachwuchsfrage für einen Mann ist immer auch eine existenzielle Frage. Fast jeder Mann, dem ich im Kinderwunsch begegne, beschäftigt sich mit den Fragen rund um die Existenz.

- Kann der Lebensstandard gehalten werden, auch wenn in Zukunft eines von zwei Einkommen wegfallen wird? Bedenken wir hierbei, dass der Jäger früher einfach nur mehr jagen musste oder seine Söhne zur Verstärkung mit auf die Jagd nehmen konnte. Das ist heute in einem Angestelltenverhältnis kaum möglich.

- Kann ich einem Kind eine angemessene Zukunft und Ausbildung bieten?
- Kann ich die Lücken ausfüllen, die entstehen, wenn meine Frau aufgrund eines Kindes »ausfällt«?
- Wie viel werde ich selbst von meiner Frau noch haben, wenn sie immer nur mit dem Kind beschäftigt sein wird?

Unser Mammutjäger wird also schwerlich beim Anblick winziger Babywäsche in die gleiche Verzückung fallen, wie seine Frau dies kann. Unerwartet groß ist dafür seine Sorge um die Gesundheit von Frau und Kind rund um Schwangerschaft und Geburt.

Und ein ganz klein wenig sorgt er sich auch um seine eigene Freiheit, wie den Fußballverein, einen Kinobesuch und die Wochenendreisen, die er gerne ab und an mit seiner Frau noch unternehmen würde.

Es ist tatsächlich die Liebe zu seiner Frau, die seinen Kinderwunsch mitbegründet, auch, wenn das für einige Frauen auf den ersten Blick nicht so erkennbar sein mag.

Über seinen eigenen Kinderwunsch hinaus möchte er seine Frau glücklich wissen und ganz sicher entspricht es darüber hinaus dem Strategen in ihm, sein eigenes Glück mit dieser Frau durch ein Baby zu binden und zu sichern.

Mit dem ersten Kind beginnt ein Mann, endlich auch seine eigene Biografie zu starten. Hier treffen wir auf Gedanken wie: Was bleibt von mir übrig, wenn ich einst von dieser Welt wieder gehe? Welche guten und welche schlechten Merkmale werde ich meinem Kind weitergeben? Hier verbindet er sich gedanklich auch ein wenig mit seinem Uropa aus dem Familienalbum und dem Wissen um die Kontinuität der Nachfahren.

Aus einem Sohn wird ein Vater

In der Entwicklung von Vätern und Söhnen gibt es ein immer wiederkehrendes Prinzip:

Der Sohn wird von seinem Vater gezeugt, seine Kindheit lang dient der Vater ihm als Vorbild. In der Pubertät aber stellt sich der Sohn nach und nach seinem Vater gegenüber. Dies ist anstrengend für beide, aber es ist wichtig und gesund so, denn hier schmieden jeweils nachfolgende Generationen den Plan, in Zukunft so einiges besser zu machen als die eigenen Eltern.

Nach Abschluss der Pubertät steht der Sohn dann neben dem Vater und ist sich auch dessen Stolz auf den Sohn noch einmal ganz besonders bewusst. Das ist übrigens der Moment im Leben eines Mannes, in dem er für seine Umwelt sexuell attraktiv wird.

Hier sind wir wieder bei dem imponierenden Bild der Vater- und Sohn-Company, beim Highlander-Clan oder der familieneigenen Fußballmannschaft – die natürlich von Papa selbst trainiert wird.

Gesellschaftliche Vaterschaft

Gemeint ist die Integration nicht nur in die große Mutterschaft. Alles, was hier gilt, gilt auch für unsere potenziellen Väter. Ja, es gibt sie, diese große Vaterschaft, in der Väter die Geschichten um die Geburten ihrer Kinder austauschen, wo über so manchen Kindermund geschmunzelt wird, und vor allem, in denen Väter all die herausragenden Eigenschaften ihrer Kinder nebeneinander stellen und verliebt ein wenig wetteifern mit den Töchtern und Söhnen der Nachbarn.

So, wie ein Sohn aus dem Gegenüber zum Vater nach Ende der Pubertät zunächst an seine Seite trat, so ist er bestrebt, später selbst die Position eines Vaters einzunehmen. Dies umso mehr, wenn nach und nach Freunde und Bekannte in den Status eines Vaters überwechseln.

Emotional kann dies in unserer Gesellschaft eine große Sehnsucht sein, vielerorts finden wir hier auch eine Vorstellung, dass nur ein Vater auch ein richtiger Mann ist.

Hieraus kann ein Leidensdruck entstehen, der dem Leidensdruck der Frauen in nichts nachsteht, der aber umso schlimmer ist, weil er in der Regel verdeckt gehalten ist.

Hier gilt für jedes Paar, den Partner ganz eigenständig zu betrachten, nicht nur von der eigenen Gemütsverfassung auszugehen, sondern immer auch aus anderen Perspektiven.

Der Kinderwunschblues – darüber reden hilft sehr

Unsere Männer sind auf ihre Art immer dabei. Sie sind dabei, wenn sich zu Beginn der Kinderwunschzeit Romantik und Verliebtsein verstärken. Sie sind dabei, wenn Pläne für die Zukunft geschmiedet werden. Und sie sind dabei, wenn das Wunschkind noch auf sich warten lässt und wir allmählich in den Kinderwunschblues geraten.

Wenn man sich mit einem Problem beschäftigen muss, dann ist es immer äußerst hilfreich, darüber zu reden. Hier sind Frauen viel eher im Vorteil als Männer, denn unter Männern zuzugeben, dass man seit einiger Zeit vergeblich bemüht ist, ein Kind zu zeugen, ist noch mal ungleich viel schwerer, als wenn Frauen dies untereinander tun.

In den Paarseminaren erlebe ich es regelmäßig, dass Männer erstmals über ihre Sorgen und Nöte der Kinderwunschzeit sprechen. Während Frauen jeweils ihre eigene Geschichte mit all ihren Gefühlsphasen vollständig erzählen, machen das Männer ganz anders: Einer macht den Anfang, findet stilles Einvernehmen der anderen, dann wird kurz gemeinsam geschwiegen und ein anderer Mann erzählt einen anderen Teil seiner Geschichte. Nach und nach wird das Gespräch immer lebendiger, und schließlich wurden in diesem Stil dann alle Geschichten erzählt. Viele Männer haben sie dann zum ersten Mal erzählt und empfinden eine große Erleichterung darüber. Diese eigene Geschichte mit Menschen zu teilen, die sie aufgrund eigener Erfahrungen ein Stück weit kennen, schafft hier eine sehr große Erleichterung.

Medizinische Hilfe

Unter Umständen ist es nicht so leicht, einen Mann dazu zu bewegen, sich um medizinische Hilfe zu bemühen. Viele Männer nehmen diese Hilfe in Anspruch. Einige Männer allerdings sind überhaupt nicht dazu zu bewegen, andere nur widerwillig.

Während Frauen oft schon seit dem Verschreiben der Antibabypille zum Gynäkologen gehen und das Untersuchungsprozedere daher meist schon seit der Pubertät kennen, haben Männer für sich keine entsprechende Tradition. Wenn sie sich also zum Andrologen begeben, dann stellen sie sich meist das erste Mal in ihrem Leben der Vorstellung, ihre empfindlichen Teile einer Untersuchung und Funktionsprüfung zu unterziehen. Das ist ein schwerer Gang.

Es gibt keine »Männerarzttradition«.

Hier ist von den Frauen sehr viel Einfühlungsvermögen gefordert. Es gibt auch nicht wirklich einen probaten Weg, einen Mann zur Untersuchung zu überreden, der das ganz und gar nicht will. Der häufigste Grund, der hier angegeben wird ist, dass er zwar ein Baby wolle, aber nicht um jeden Preis und auf keinen Fall um den Preis medizinischer Maßnahmen. Viele Männer lenken hier im Laufe der Zeit ein, einige aber nicht.

Grundsätzlich gilt in der Kinderwunschzeit für beide Partner:

Seien Sie also geduldig mit sich, und nehmen Sie sich ausreichend Zeit, eine eigene Entscheidung zu treffen. Das gilt für alle Entscheidungen. Wann immer ich es erlebe, dass Entscheidungen bereut werden, dann wurden diese nicht sehr gründlich getroffen und oft auch in Eile oder unter psychologischem Druck.

Einmaleins des Spermiogramms

Um ein Spermiogramm erstellen zu lassen, bedarf es einer Samenprobe. Wenn Männer sich entschieden haben, einen solchen Weg zu beschreiten, dann nehmen sie diese doch recht peinliche Angelegenheit mit erstaunlich viel Humor dann doch auf die leichte Schulter. Ich kenne unzählige Geschichten rund um viele Samenproben. Erzählt von Männern, die allein durch mangelnde Pietät oder abstruse Entnahmebedingungen einen so schlechten Eindruck dieser »repromedizinischen« Situation erhalten, dass viele von ihnen von hier aus auf das große Ganze schließen und bereits jetzt an deren Möglichkeiten zweifeln. Manche glaubten danach, dass auch ihre Frauen dort nicht mehr gut aufgehoben seien.

Wer also dort antritt in der Annahme, es erwarte ihn ein luxuriös eingerichtetes Zimmer, feinfühliges Personal und ausreichend Zeit und Ruhe, um eine möglichst gute Samenprobe zustande zu bringen, hat zu viel amerikanische Spielfilme gesehen und liegt damit manchmal falsch. Die Bedingungen sind unterschiedlich, aber nie sehr gut.

Die Bedingungen um die Samenproben sind alles andere als ein Aushängeschild der Repromedizin.

Wenn in den Seminaren die Geschichten um Samenproben erzählt werden, ist immer Humor im Spiel und es wird viel gelacht, auch über sich selbst. In diesen Geschichten gibt es keine Helden. Aber es gibt Männer, die von sich sagen können: »Ich habe es getan! Ich habe meinen Teil zu den Untersuchungen beigetragen und das war das Mindeste, was ich tun konnte.«

Von der Bewertbarkeit des Spermiogramms

Um eine Eizelle zu befruchten bedarf es eines Spermiums – gezählt werden sie in Millionen.

Es wird in letzter Zeit viel Aufhebens um Menge und Qualität der Spermien gemacht. Das kann man verstehen, denn nie zuvor wurden die Spermien europäischer Männer überhaupt und in diesem Umfang untersucht. Nun können wir sogar nachlesen, in welchem Land Männer die meisten Spermien pro Ejakulation vorweisen und jeder fragt sich, was wohl die Norweger anstellen mögen, um derart gute Werte zustande zu bringen.

Vorsicht, liebe Leserinnen und Leser, solche Zahlen sind im Verhältnis der Medizingeschichte sehr neu und dementsprechend wird noch viel mit ihnen herumgezirkelt. Lassen Sie sich also nicht durch eventuell nicht zufriedenstellende Ergebnisse verunsichern!

Bisher steht der Beweis für einen Zusammenhang zwischen Zeugungsfähigkeit und der Anzahl der gesunden und bewegungsfähigen Spermien noch aus.

Hierfür müsste man eine groß angelegte Studie über Männer kinderreicher Familien anlegen, und deren Spermiogramme im Augenblick der Zeugung kennen. Das geht natürlich nicht und daher gibt es hier auch kein Wissen über mögliche Zusammenhänge.

Wie auch immer das Spermiogramm bewertet wird, im Hinblick auf eine eventuell eingeschränkte Zeugungsfähigkeit bleibt dies eine Mutmaßung.

Die Spermienzahl, Qualität und Art passt sich fortlaufend den Lebensbedingungen und dem emotionalen Hintergrund des Mannes und des Paares an.

In meiner Praxis vernachlässige ich diese Werte daher. Ohnehin unterliegen sie starken Schwankungen. Selten gleicht ein Spermiogramm eines Mannes seinem nächsten.

Nachdem ich erlebte, wie Männer mit diagnostizierten »Null-Spermiogrammen« dann überraschenderweise auf natürlichem Weg ihre Frauen schwängerten, kümmern sie mich im Grunde gar nicht mehr.

Lassen Sie also gerne ein Spermiogramm erstellen, aber nehmen Sie sich eine eventuelle nicht ganz so positive Bewertung nicht allzu sehr zu Herzen.

Das Leid der Frau erleben müssen – Von der Hilflosigkeit unserer Beschützer

Während die Frau oft vollauf damit beschäftigt ist, in der Achterbahn der Gefühle zwischen Eisprung und Menstruation nicht zu entgleisen, nimmt der Mann nun eine schwierige Gratwanderung auf. Gleichzeitig balanciert er zwischen verschiedenen, ständig wechselnden Positionen, mal als Beobachter, mal als Freund, Trostspender oder Mutmacher und dann wieder als Er-Zeuger. Im Grunde fühlt er sich hilflos, manchmal ohnmächtig.

Die häufigste Devise der Männer im Kinderwunsch ist optimistisch: »Das wird schon noch!«, höre ich hier immer wieder. Ihre Zuversicht und Geduld haben aber oft dann ein Ende, wenn sie die Verzweiflung ihrer Frauen nicht mehr ertragen können. So mancher Mann kann dann versucht sein, dem Ganzen ein Ende zu setzen, indem er sich vom Kinderwunsch verabschiedet. »Wir machen das nicht mehr mit, das bringt nur Ärger.«

Für die Frau ist das ein Punkt, an dem sie nun gänzlich verzweifelt. Jede Frau möchte, dass auch ihr Partner sich ein Kind wünscht. Sie kann in diesem

Moment nicht erkennen, dass nicht der Wunsch nach einem Kind plötzlich verschwunden ist, sondern die Sorge um die Frau ganz einfach nur überwiegt.

Seien Sie also bitte nicht enttäuscht von Ihrem Mann, sondern versuchen Sie zu verstehen, wie viel Sorge um Sie sich hier verbirgt und wie viel Liebe. Keinem Mann liegt ein passives Verhalten bei der Lösung von Problemen. Wie viel besser würde er sich fühlen, wenn er einige Tonnen Holz hacken könnte, um wieder Freude in die Augen seiner Frau zu zaubern. Ganz sicher: er würde hacken, bis er umfällt.

Ein Mann möchte die Probleme seiner Frau gerne abschaffen.

Also wird er bestrebt sein, so lange nach Lösungen zu suchen, bis er eine gefunden hat. Und wenn eine Lösung sich nicht einstellt, dann wechselt er nach Plan B, und das kann manchmal »sein« Abschied vom Kinderwunsch sein. Das ist zuallermeist nur vorübergehend.

Es ergibt hier auch keinen Sinn, die eigene Traurigkeit vor dem Partner verstecken zu wollen. Im Gegenteil. Er spürt es ja doch und weiß sich und Ihnen dann noch weniger zu helfen. Es ist hier immer hilfreich, Ihrem Partner deutlich zu machen, dass Sie eine Problemlösung von ihm *nicht* erwarten:

- Lassen Sie sich umarmen, und machen Sie deutlich, dass Sie sich nichts weiter wünschen als diese tröstliche und zärtliche Geste.
- Weinen Sie sich in seinen Armen aus, und zeigen Sie Ihrem Partner unmissverständlich, dass Sie nichts weiter wünschen, als sich auszuweinen.
- Sprechen Sie sich aus und machen Sie deutlich, dass Sie sich nur aussprechen möchten und keine Antworten, keine Lösungen, ja nicht mal einen Kommentar wünschen.
- Kündigen Sie ihm an, dass es Ihnen gleich viel besser gehen wird, ganz von allein und zeigen Sie ihm das dann auch, sobald Sie so weit sind.

So nehmen Sie allmählich alles Bestreben zur weiteren Problemlösung von den Schultern Ihres Mannes und es kann wieder ein Schulterschluss entstehen, ganz so, wie er in anderen Lebensbereichen auch vorhanden ist.

Und gehen Sie davon aus, dass auch ein Mann sich einmal ausweinen möchte.

Für Männer verboten: Zweifel am Kinderwunsch

Einst erlebte ich während eines Seminars in Österreichs, dass ein Mann sagte: »Wenn es denn so wäre, dass ich mir vielleicht nicht unbedingt ein Kind wünsche, dann hätte ich durch die Verzweiflung meiner Frau nun keine Möglichkeit mehr, dies auch zu sagen.«

Einerseits sorgte ich mich nun ein wenig um die anwesenden Frauen, andererseits weiß ich aber auch, dass vorhandene Gefühle unbedingt ausgesprochen werden müssen. Ich entschied mich für die gesündere Variante und fragte, ob die anderen Männer ebenso dachten.

Ja, sie dachten so, und inzwischen weiß ich, dass dieser Gedanke mehr oder weniger in jedem Wunschvater vorhanden ist. Da unsere »Mammutjäger« ihren Kinderwunsch emotional in äußeren Bereichen angesiedelt haben, fällt ihnen häufig auch die Vorstellung, ohne Kind leben zu müssen, leichter.

Der wirkliche Abschiedsgedanke vom Kind ist aber sehr selten. Meist handelt es sich bei solchen Gedanken einfach um eine männliche Variante der Problemlösung, so wie ich sie weiter oben beschrieben habe: Wenn ich mir kein Kind mehr wünsche, dann schaffe ich damit Probleme ab.

Am Ende des Seminars waren die Männer erleichtert, ihre Zweifel geäußert zu haben, einmal aussprechen zu dürfen, was man nicht aussprechen darf, und damit war es dann auch schon gut. Ein jeder erkannte, dass das nur mal raus musste, und ein jeder war sich schließlich sicher, dass er sich auf jeden Fall ein Kind wünscht.

Die Lust wiederfinden

Die Beobachtung des eigenen Zyklus kann für eine Frau zu einer Vollzeitbeschäftigung werden. In dieser Zeit treten Männer in eine Wartehaltung zurück, denn für sie gibt es jetzt im Grunde nichts zu tun.

In dieser Zeit nehmen sie in Kauf, dass in ihr sexuelles Erleben eingegriffen wird. Sie stecken zahlreiche Körbe ein mit Erklärungen, dass Spermien auch vergeudet werden könnten, und stehen dann wiederum gelegentlich auf Abruf zum »richtigen« Zeitpunkt auf der Matte.

Aus ihrer einst erregbaren attraktiven Frau ist inzwischen eine nüchterne kleine Sexwissenschaftlerin geworden, aus jedem Liebesspiel ein Begattungsversuch.

Sie können mit Sicherheit davon ausgehen, dass Ihrem Mann das genauso wenig Spaß macht wie Ihnen selbst.

Und ebenso sicher können Sie sein, dass er sich in Wahrheit in einer Warteschleife befindet in der unerschütterlichen Gewissheit, irgendwann auch wieder zu Hause landen zu können. Da wünscht sich im Nachhinein so manches Paar, von Anfang an gar nicht erst in ein Kontrollverhalten geraten zu sein.

Und wenn man die Lust erst einmal verloren hat, dann scheint sie im wörtlichen Sinne verloren gegangen zu sein. Es ist dann, als würde man sich mit jedem Tag wie von selbst immer noch ein Stück weiter von ihr entfernen, und die Chancen, sie allein wieder zu finden, sinken im gleichen Maß.

Der Sprung ins kalte Wasser.

Die meisten Paare, die ich kennen lerne, sind in dieser Sackgasse stecken geblieben. Nahezu alle geben an, dass aus der Lust von einst aktuell ein Begattungsfrust entstanden sei, der sich allen Rettungsversuchen zum Trotz wacker zu halten scheint und dass die Beziehung sehr darunter leidet.

Sorgen Sie also dafür, dass Ihre Beziehung wieder von Gefühl erfüllt ist. Es kann sein, dass Sie dafür anfangs befürchten, ins kalte Wasser springen zu müssen. Das macht aber nichts, springen Sie einfach. Weinen Sie hunderttausend Tränen, wenn Sie Ihr Thermometer in die Schublade zurücktun, und weinen Sie weitere Hunderttausende, wenn Sie sich dann in kleinen Schritten wieder auf die Suche nach Ihrer Lust begeben. Halten Sie durch, wenn es nicht ganz gleich funktionieren sollte, und seien Sie geduldig mit sich, wenn auch Ihr Körper erst wieder lernen muss, die Lust in sich zu finden.

Eine Zurückbewegung in die eigene Lust ist natürlich etwas sehr Privates und Individuelles. Finden Sie also selbst diesen Ihren Weg. Vielleicht hilft es Ihnen aber, zu wissen, dass unsere Männer ganz hervorragende Märchenprinzen sein können, die sehr wohl wissen, wie sie einem schlafenden Schneewittchen helfen können.

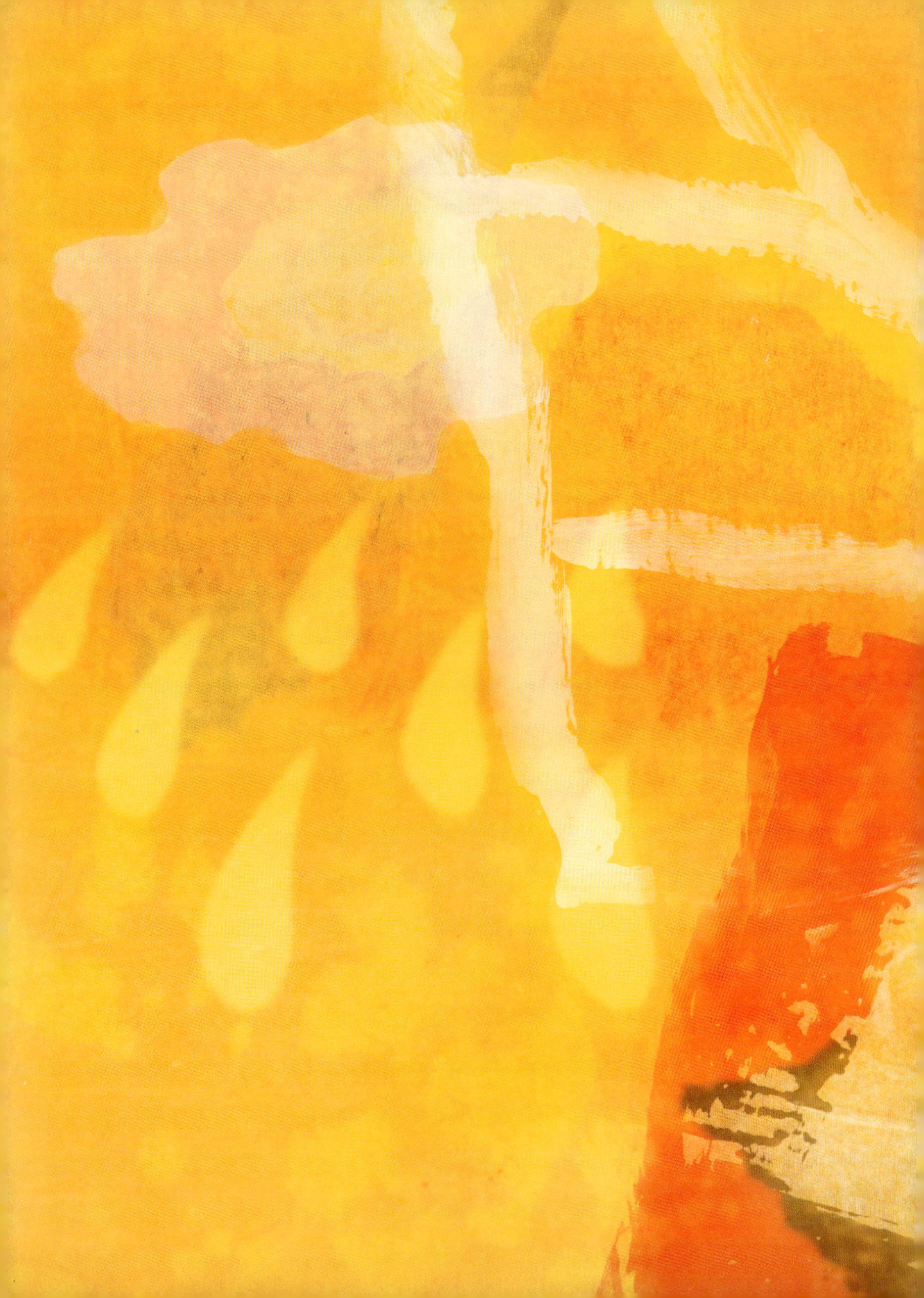

Teil VI: Dem inneren Kind begegnen

Jeder Mensch ist ausgestattet mit einem emotionalen Punkt der absoluten Glückseligkeit. Irgendwann und irgendwo hat es ihn gegeben, und Ihr Unterbewusstsein hat ihn gespeichert.

Wenn Sie sich nun zurücklehnen und darüber nachdenken möchten, wann in Ihrem Leben noch alles absolut glücklich war, dann kann es sein, dass Sie immer weiter in die Vergangenheit zurückgehen. Vielleicht landen Sie in Ihrer Kindheit. Viele Menschen erleben diesen Punkt im Augenblick ihrer Geburt. Einige müssen aber noch weiter zurückgehen, zurück bis in die Zeit, als sie noch geborgen waren im ozeanischen Universum der schwangeren Bäuche ihrer Mütter, und wenige finden ihn erst zu dem Zeitpunkt ihrer eigenen Empfängnis.

Je früher innerhalb der persönlichen Erfahrung dieser Punkt verankert liegt, desto mehr kommen tiefenentspannende Techniken in Frage, um ihn zu finden. Doch auch im Wachzustand haben wir eine Vorstellung, wie er aussieht.

Wann immer wir eine Frau in meiner Praxis bitten, uns ihren Punkt der Glückseligkeit aufzumalen, kann sie das. Sie kann auch noch mehr, indem sie alle Störpunkte, Verengungen oder Umwölkungen einzeichnet, die ihre Glückseligkeit überschatten.

Das Zentrum, der Punkt also, stellt unsere unterbewusste Verbindung mit unseren Ahnen dar, aber auch unsere Empfängnisfähigkeit, also unsere Fähigkeit, eines Tages selbst Mutter, Großmutter und später Ahnin zu sein.

Fast könnte man sich vorstellen, dass Vergangenheit, Gegenwart und Zukunft einer Familienlinie genau durch diesen Punkt die Zeit überwinden und an ihr wie Perlen an einer Kette miteinander verbunden sind.

Es gehört vermutlich zum Sinn des Lebens, hier Grauzonen und Störpunkte aufzuweisen, denn jeder Mensch hat sie, und er reift, wenn er sie auflöst. Sind diese Störzonen aber zu groß, kommen sie dem Zentrum zu nahe oder verdecken sie es gar, steht dies der Empfängnisfähigkeit im Wege.

Wir tragen die Mütterlichkeit in uns

Wenn wir von diesem Modell ausgehen, dann wundert es nicht, wenn ein Mutterkonflikt einen sehr zentralen Störfaktor für die eigene Empfängnis darstellt. So ist die Auflösung eines Mutterkonflikts eine der wichtigsten Etappen in der Kinderwunschzeit. Übrigens gaben von 500 meiner Patientinnen 90 Prozent an, dass sie einen Mutterkonflikt hätten.

Was sich hier verbirgt, ist leicht auf einen Nenner zu bringen. Evolutionär betrachtet übernimmt eine junge Mutter immer auch einen Teil ihres Brutpflegeverhaltens aus den Erfahrungen der eigenen Babyzeit. So stellt die Akzeptanz unserer Mütter immer auch eine Akzeptanz der eigenen Mütterlichkeit in uns selbst dar. Diese eigene Mütterlichkeit in uns muss stark und selbstbewusst werden.

Das ist nicht immer einfach, denn wer von uns möchte schon gern wie die eigene Mutter sein? Die Pubertät selbst ist ein Lebensabschnitt, in dem wir uns ja gegen unsere Eltern stellen, um für uns herauszufinden, was wir selbst in unserem Leben besser machen möchten. Davon gänzlich wieder abzulassen, erscheint nicht immer so ganz erreichbar. Das muss es auch nicht. Sie müssen sich jetzt auch nicht gleich im realen Leben mit einem Blumenstrauß auf den Weg zu Ihrer Mutter machen. Es gilt aber an diesem Punkt, Gefühle zu heilen, Gefühle, die im Laufe Ihres Lebens vielleicht in ein geschlossenes System geraten sind. Diese bringen wir immer zuerst in unserem Innern zur Heilung, sanft und still.

Wo auch immer unser Mutterkonflikt seinen Ursprung haben mag, wir beginnen in der Gegenwart, um ihn zunächst aufzufinden und gehen dann am Zeitfaden in die Vergangenheit zurück. Wieder lassen wir alle Emotionen zu, beobachten sie nur und bewerten sie nicht. Denn erst wenn wir alle unterdrückten negativen Gefühle zum Ausdruck gebracht haben, gelangen wir an die positiven Gefühle.

Das könnte dann so aussehen:

Stellen Sie sich Ihre Bühne des Lebens vor, einer großen beleuchteten Theaterbühne gleich.

Platzieren Sie auf dieser Bühne Ihre Mutter und stellen Sie selbst sich als Hauptdarsteller ihr gegenüber.

Gehen Sie ganz nah an Ihre Mutter heran, probieren Sie verschiedene Abstände zu ihr aus und verbleiben Sie dort, wo Sie spüren, dass Gefühle zu Ihrer Mutter in Ihnen hochkommen.

Sprechen Sie diese Gefühle aus.

Das können auch Vorwürfe sein, die so oder ähnlich lauten könnten:

- Du bist schuld, dass ich mein ganzes Leben lang zu kurz komme.
- Du hast mich nicht erwachsen werden lassen.
- Hör auf, dich in mein Leben einzumischen.
- Akzeptiere, dass ich bin wie ich bin.
- Erkenne meinen wahren Wert.
- Du interessierst dich nicht wirklich für mich.

Gehen Sie gerne auch ins Detail:

- Ich koche die Rouladen, wie ich will.
- Ich führe meinen Haushalt, wie ich will.
- Ich suche mir den Mann, den ich will.
- Ich lebe, wie ich will.
- Ich bin in vielen Dingen viel besser als du.
- Du hast darauf geachtet, dass ich eine gute Ausbildung erhalten habe, aber du hast mich selten ohne Bedingungen einfach nur geliebt.

Liebe Leserinnen, diese Liste könnten wir unendlich fortsetzen, nicht wahr? In den Seminaren bricht der Mutterkonflikt manchmal mit einer solchen Vehemenz auf, dass ich die Teilnehmerinnen mit Kissen nach einem Stellvertreter ihrer Mutter werfen lasse, was befreiend wirkt. Anfangs mag man denken, man sei frei von Mutterkonflikten und Vorwürfen ihr gegenüber, aber nach und nach verschafft die Wut sich dann Raum, und das ist gesund so.

Wenn wir diese Wut nicht mehr länger in Schach halten – und das meine ich bitteschön immer nur in unserer Fantasie, niemals im realen Leben –, dann kann sie uns endlich verlassen.

Und dann erst können wir nach und nach auch all die Liebe wieder finden, die wir ja doch erhalten haben. Bleiben Sie also gerne auf Ihrer Bühne, und spüren Sie weiter in sich hinein.

Jetzt erst werden Sie sich wieder erinnern können an all die kuscheligen kleinen Momente mit Ihrer Mutter, an all Ihre kleinen Schürfwunden und die Pflaster und das Pusten, mit denen Ihre Mutter Sie versorgte. Dann finden wir auch eine Dankbarkeit für all die Opfer, die sie für uns brachte, damit wir immer versorgt sind, damit wir selbstbewusste Frauen werden, eine solide Lebensgrundlage haben, dann können wir immer dankbarer auch die Präsenz wieder finden, mit der sie uns stets umgab und umgibt.

Jede Frau wird hier unterschiedlich weit kommen. Wenn Sie sich lange Zeit mit einem ausgeprägten Mutterkonflikt herumgetragen haben, dann

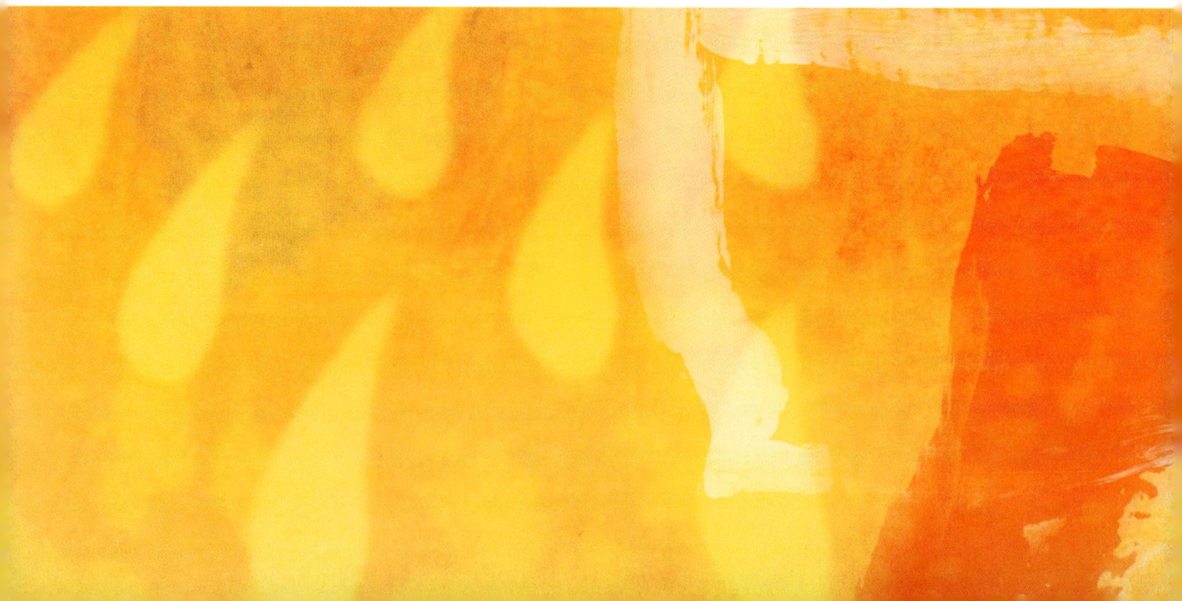

kann es auch einige Zeit und einige Runden auf Ihrer Bühne dauern, bis es Ihnen besser damit geht.

Es ist schön, wenn wir die Liebe zu unseren Müttern wieder finden können, wenn uns mit ihnen wieder ein warmes Gefühl verbindet, nämlich genau durch das Zentrum unseres Punktes der Glückseligkeit, es ist aber nicht notwendig. Sie dürfen die Liebe Ihrer Mutter auch gerne reduzieren, indem Sie sie lediglich in ihrer Rolle als Mutter akzeptieren. Diese haben auch Rabenmütter verdient. Immerhin war sie schwanger mit Ihnen, hat Sie geboren und großgezogen. Dafür darf man schlichtweg einmal »Danke« sagen. Sollten Sie ein Adoptivkind sein, dann danken Sie sowohl Ihrer leiblichen als auch Ihrer Adoptivmutter.

Die Heilung des inneren Kindes

Gehen wir nun weiter zurück in der Zeit. Stellen wir wieder unsere Mutter auf unsere Bühne und stellen uns ihr gegenüber in der Zeit unserer Pubertät. Ich erlebe viele Frauen, die einen Konflikt aus diesen Jahren noch immer mit sich herumtragen, ohne dass ihnen das klar gewesen wäre. Die Pubertät ist im Kinderwunsch deshalb eine so wichtige Zeit, weil wir hier die Entwicklung zur gebärfähigen Frau durchlaufen. Früher haben junge Frauen im Anschluss an diese Zeit ihre ersten Kinder geboren. In der heutigen Gesellschaft wird jedoch ein so frühes, ungeplantes Kind vermieden und dabei werden unbewusst wichtige Errungenschaften unseres neuen Frauseins nicht entfaltet oder gar abgewehrt. Um diese für uns wieder zurückzuerobern, stellen wir uns allen Verboten, Maßnahmen, Ratschlägen, Warnungen und Prophezeiungen besonders gründlich.

Zeit der Pubertät

Erinnern Sie sich an Ihre erste Monatsblutung, an Ihre eigene Empfindung und die Reaktionen Ihrer Mutter und Ihrer Umgebung. Ganz egal, wie es stattgefunden haben mag, wenn Sie es als negativ oder unzureichend empfinden, dann bringen Sie dies zum Ausdruck und träumen Sie sich Ihre Hollywood-Version anschließend selbst zusammen. Stellen Sie sich als erwachsene Frau neben sich selbst in der Pubertät und stehen Sie sich bei. Erklären Sie, loben Sie, freuen Sie sich über dieses wunderbare Ereignis, welches Sie nun zur Frau macht und feiern Sie ein kleines, privates Fest Ihrer Menarche zu Ehren. Nehmen Sie sich vor, dies mit Ihren eigenen Töchtern später auch zu tun.

Zunächst aber: Denken und fühlen Sie wieder wie ein Teenager und bringen Sie diese Gefühle zum Ausdruck.

Diese könnten beispielweise so oder so ähnlich aussehen:

- Du hast mich auf meine erste Menstruation nicht vorbereitet.
- Du hast mich immer nur gewarnt, ich soll ja nicht mit einem Kind nach Hause kommen.
- Dabei hast du damals selbst eines nach Hause gebracht, nämlich mich.
- Und ich wünschte, ich hätte es auch einfach getan.
- Du hast gesagt, Kinder verderben die Karriere.
- Ich habe deine Karriere aber nicht verdorben.
- Ich *bin* ein Teil deiner Karriere und dessen, was eines Tages von dir bleiben wird.
- Du hast gesagt, Kinder machen arm.
- Heute wäre ich reich, hätte ich ein Kind!
- Du hast deinen Körper vor mir verborgen, deshalb konnte ich meinen eigenen nicht entdecken.
- Du hast gesagt, Keuschheit sei eine Tugend und hättest mich damit um ein Haar um meine körperliche Lust betrogen.
- Von meinen ersten Pettings durftest du nichts wissen, weil ich damals schon anfing zu glauben, ich täte dabei etwas Verbotenes.
- Du hattest so eine Angst davor, ich könnte zur Frau heranreifen und selbst Kinder haben, dass ich es als Verrat empfand, wenn ich manchmal nachts das Liebesspiel zwischen dir und deinem Partner mit anhörte. Ich habe mich geschämt. Und ich habe mich geekelt. Vor dir. Und vor mir selbst.
- Ich werde dir etwas sagen: All mein Selbstbewusstsein, auch das innerhalb meiner Sexualität, das habe ich mir nicht nur *mit dir*, sondern *trotz dir* ganz allein erarbeitet!

Wenn Sie nun vielleicht wütend werden, dann lassen Sie es zu. Sie wissen, dass Wut ein Zeichen Ihrer unterdrückten Trauer ist. Sie ist sehr alt, und

Sie brauchen sie nicht länger. Tun Sie nichts, seien Sie nur wütend. Und dann seien Sie gerne traurig. Fühlen Sie in Ruhe, damit Ihre Gefühle in Ruhe gehen können. Diese alten Gefühle loszulassen bedeutet einfach: nichts zu tun, als sie ein einziges Mal noch zuzulassen. Lassen Sie sich Zeit dabei.

Mit jedem unguten Gefühl, welches Sie verlässt, verschaffen Sie sich einen Ausblick auf das nächste Gefühl. Und jedes wird besser sein als sein Vorgänger.

Mit den letzten Gefühlen wird es Ihnen wieder wärmer ums Herz werden. Sie werden zu der Akzeptanz gelangen können, dass jede Mutter ihre Kinder so gut versorgt, liebt und großzieht, wie sie es kann. Ihre Mutter war so gut, wie sie konnte. Sagen Sie dafür einfach »Danke«.

Erinnern Sie sich all der Momente wieder, in denen Ihre Mutter so richtig gut war. An ihr Verständnis für das eine oder andere total schicke Kleidungsstück. An die vielen kleinen Komplimente, die Sie Ihnen machte, für Ihre schönen Augen oder Ihr Haar. An die vielen kleinen Geheimnisse, die sie aus ihrer eigenen Jugend mit Ihnen teilte. An die eine oder andere Mark, die Sie Ihnen heimlich zusteckte. An die vielen kleinen und großen Toleranzen, die sie für Sie aufbrachte, wenn Sie sich vielleicht einmal so richtig gründlich daneben benommen haben.

Selbst, wenn Sie ein Adoptivkind sind, dann könnten Sie heute einmal den Hut vor der Frau ziehen, die sich dem Wohle ihres Kindes zuliebe eines der schlimmsten Dinge antut, die sich eine Mutter überhaupt antun kann: Ihr eigenes Kind wegzugeben. Machen Sie sich klar, wie furchtbar schmerzhaft so etwas ist.

Kindheit

Emotionale Störflächen aus unserer Kindheit nehmen wir oft nicht mehr so präzise wahr wie solche aus der Gegenwart und der Pubertät. Hier geht es mehr um das Einfordern bedingungsloser Liebe und die Stärkung durch die Eltern, es geht um deren geistige und körperliche Präsenz. Hinzu kommen Ereignisse, die aus kindlicher Sicht falsch verstanden und folglich als fehlerhafte Dateien im Unterbewusstsein gespeichert wurden.

Das könnte so aussehen:

- Du warst zu streng.
- Du warst nicht streng genug.
- Du warst mir kein Vorbild.
- Du bist schuld, dass mein Vater uns verlassen hat.
- Du hast dich zwischen mir und meinem Vater platziert.
- Du hast mich nur belohnt, nie geliebt.
- Du hast gesagt, ich würde keine gute Mutter werden, weil ich meine Puppe so schändlich behandelt habe.
- Du hast gesagt, ich sei eine Plage.
- Du hast gesagt, wenn ich nicht leise bin, dann liebt mich mein Vater nicht mehr.
- Du weißt nur wenig über all meine geheimen Kindheitserlebnisse, und ich sage dir, manche meiner kleinen Abenteuer waren gefährlich.
- All deine Strafen haben mich nicht berührt, sie haben mich nur einsam gemacht.
- Du hast mich deinem Leben und deinen Launen und deiner Weltanschauung ausgesetzt.
- Du hast oft nur dich selbst gesehen, und mich mit meinen Problemen nicht verstanden.
- Du hast mich verlassen.
- Du hast dafür gesorgt, dass ich brav bin, und dabei viele meiner schönsten Lebensgefühle unwissend eingesperrt.
- Heute bin ich dabei, jedes einzelne von ihnen wieder für mich zurückzuerobern. Dafür entlasse ich alles, was mir nicht gut tut.
- Und ich pflege und erhalte mir meine emotionale Freiheit und Individualität.

Überprüfen Sie, wie Sie sich beim Lesen solcher Sätze fühlen, und formulieren Sie Ihre eigenen. Selbst wenn Ihre Emotionen nun gedämpfter und unkonkreter sein mögen, lassen Sie sie »passieren«. Eine nach der anderen. So lange, bis Sie wieder an die positiven Bilder und Erinnerungen Ihrer Kindheit denken können und sich gut dabei fühlen. Erinnern Sie sich, wie es sich anfühlte, auf dem Schoß der Mutter zu sitzen, geborgen einem Märchen lauschend, denken Sie an Ihren Geburtstag, an Weihnachtsbäckereien und an regelmäßige kleine Rituale wie das Zubettgehen oder das morgendliche Aufstehen. Stellen Sie sich vor, dass Ihre Mutter in Gedanken immer bei Ihnen war, wo immer Sie auch waren: auf dem Spielplatz, im Kindergarten, in der Schule, in der Kirche. Stellen Sie sich diese Verbindung wie eine unsichtbare, glitzernde Zauberschnur vor. Machen Sie sich bewusst, dass diese nicht sichtbare Präsenz Ihrer Mutter Ihnen unterbewusst viel Kraft und Sicherheit verliehen hat.

Babyzeit

An die Babyzeit kann sich kaum jemand ohne Hilfe erinnern. Versuchen Sie es dennoch.

Entspannen Sie sich und denken Sie sich zurück in ein kleines Babybettchen, seien Sie nur kurz einmal wieder so klein, dass Sie Ihre Arme und Beine noch nicht koordinieren können.

Fühlen Sie, wie allein das Gewicht einer Bettdecke Sie scheinbar bewegungslos macht.

Versetzen Sie sich noch einmal in den Zustand, als Sie weder das, was Sie sahen, noch das, was Sie hörten, mit dem Bewusstsein eines Erwachsenen für sich interpretieren oder verstehen konnten.

Spüren Sie, wie lästig es sein kann, immer auf einer Stelle zu liegen, ohne dass Sie Ihre Lage selbstständig verändern können.

Wie hilflos mag man sich fühlen, wenn Wärme und Kälte nicht von Ihnen selbst, sondern von Ihrer Mutter reguliert werden.

Spüren Sie einmal in die Angst, die entsteht, wenn Sie Hunger bekommen, Ihre Mutter Sie aber nicht nach Bedarf, sondern nach einem Zeitplan füttert.

Stellen Sie sich vor, Sie hätten das erste Mal in Ihrem Leben Stuhlgang, verstünden aber nicht, was das ist und was das bedeutet. Vermutlich bekämen Sie Angst, Sie würden sich einem Erdbeben gleich selbst verlieren, ohne zu wissen, was das bedeuten könnte.

Stellen Sie sich vor, Ihre Mutter hätte ein Buch zur Babymassage gelesen, aber all diese Griffe fühlen sich für Sie unangenehm an, fast wie kleine elektrische Blitze, die überall an Ihrem Körper ausgelöst werden. Das nervt Sie fürchterlich, aber Sie können es niemandem mitteilen.

Versuchen Sie, nach Ihrer Mutter zu rufen, obwohl Sie noch nicht sprechen können.

Fühlen Sie die Einsamkeit, das Gefühl des Verlassenseins, welches immer größer wird, je größer der Zweifel in Ihnen darüber aufkommt, ob Ihre Mutter wieder zurückkehrt oder nicht.

Spüren Sie den Stress, den Sie hatten, wann immer und solange Sie die Abwesenheit Ihrer Mutter aushalten mussten.

Konzentrieren Sie sich nun auf Ihre Mutter.

Vermutlich können Sie sie gar nicht finden, denn die gesellschaftlichen Vorgaben der Babybetreuung in diesem Land in der Zeit unserer Kindheit kann man schlichtweg nur als eine Katastrophe bezeichnen, sie waren fernab von den Bedürfnissen der Babys, und jede »gute Mutter« hatte sie zu befolgen, anstatt ihren eigenen Instinkten nachzugeben.

Das Thema der Babyzeit ist daher vorwiegend: Präsenz der Mutter, der Eltern oder anderer liebender Personen. Hiervon ist die gesamte emotionale Stabilität der daraus erwachsenen Person abhängig.

Stellen Sie sich als erwachsene Frau neben sich selbst als Baby. Und stellen Sie die Verbindung zu Ihrer Mutter wieder her. Das funktioniert über das alleinige Erklären sehr gut. Sagen Sie sich: »Deine Mama ist zwar nicht hier, aber sie ist in Gedanken immer bei dir. Ebenso dein Papa. Alle hier lieben dich und sie tragen Sorge dafür, dass du alles hast, was du brauchst, und sie tun dies unermüdlich und so gut sie können.«

Stellen Sie sich vor, dass eine unsichtbare Nabelschnur Sie nach wie vor mit Ihrer Mutter verbindet, durch die Sie mit ihr kommunizieren können. Mit ihrer Hilfe wird Ihre Mutter Sie verstehen und tun, was immer Sie als Baby wünschen. Aus dieser stillen Kommunikation heraus entwickelt Ihre Mutter manchmal den Mut, sich gegen die gesellschaftlichen Vorgaben zu verhalten. Ja, sie wird Sie verwöhnen, sie wird Sie nicht in einen Stubenwagen verfrachten, sondern in ihr eigenes Bett, und Sie werden sich so oft es geht auf den Armen einer liebenden Person befinden.

- Spüren Sie die Erleichterung, die Ihren ganzen Körper erlöst, sobald Sie wieder in den Armen Ihrer Mutter sein können.
- Spüren Sie die Sicherheit, das Vertrauen und die Geborgenheit, die sofort wieder zu Ihnen zurückkommen.
- Vertrauen Sie darauf, dass Ihre Mutter immer wieder kommen wird. Spüren Sie die große Liebe Ihrer Mutter.

Geburt

Unser Eintritt ins Leben stellt die wichtigste Etappe unserer persönlichen Geschichte dar.

Jeder Mensch ist individuell und bringt eigene Wesenszüge und Charaktereigenschaften mit auf diese Welt. Die Umstände und die Art und Weise der Geburt haben Einfluss auf das gesamte spätere Leben eines Menschen ebenso wie auf das »Wie« des Auslebens dieser Charakter- und Wesenszüge.

Niemals wieder ist der emotionale Tanz von Mutter und Kind so zerbrechlich und empfindlich wie rund um die gesamte Geburtssituation.

Empfindet ein Baby in der Zeit kurz vor, während und kurz nach der Geburt dauerhafte Sicherheit der Mutter, dann wird diese Sicherheit sich in all seinem Empfinden und Handeln als erwachsener Mensch zeigen.

Empfinden Mutter oder Kind während der Geburt Angst, dann bleibt diese ein großes »Wie« im späteren Leben des Kindes.

Einige Menschen leiden lebenslang unter einem regelrechten Geburtstrauma, ohne dies wirklich zu wissen. Sie ertragen Symptome und Ängste ihres einstigen Geburtserlebnisses.

Diese Symptome können einzeln oder gruppiert, stark oder schwach auftreten. Oft »überfallen« sie die betreffenden Personen, und sehr oft sind diese therapieresistent.

Meist bleiben sie ein großes Rätsel.

Versetzen Sie sich in die emotionale Situation eines Babys in dem Moment, wo die Wehen einsetzen, dann können Sie sich selbst eine ganze Reihe von Symptomen und Gemütszuständen daraus ableiten. Diese sind immer nur dann bleibend, wenn Sie unter der Geburt in einem Zustand von Angst erlebt wurden. Beim Erwachsenen können folgende Zustände immer wieder und oft unerwartet auftreten:

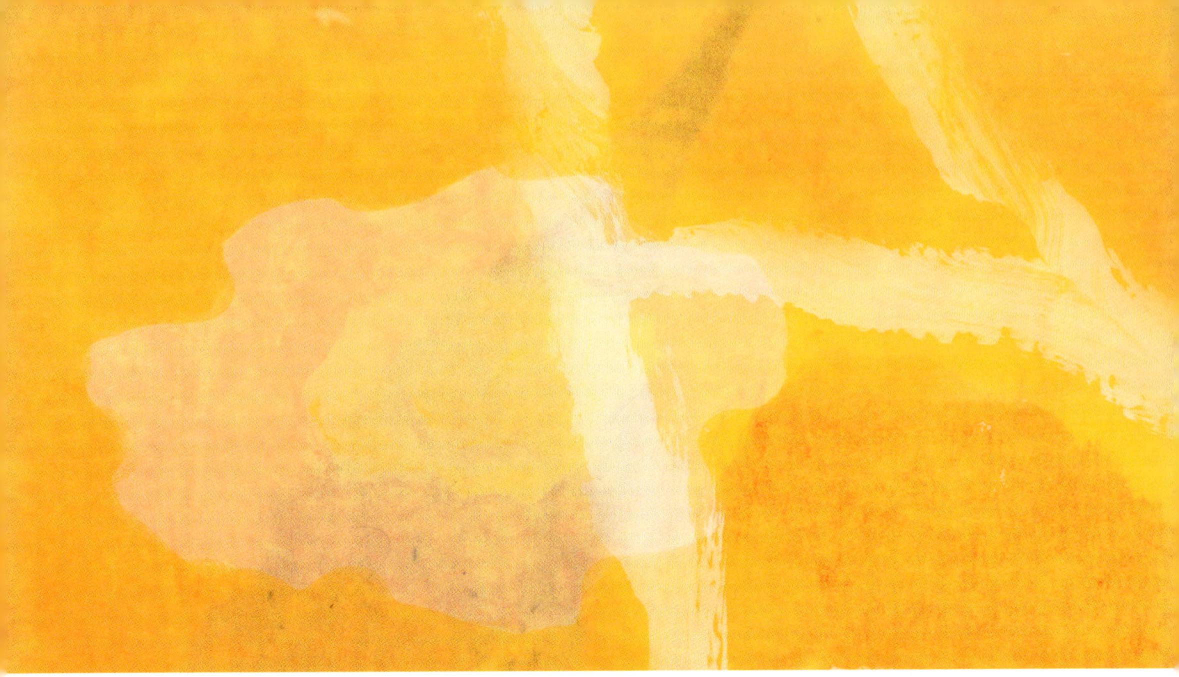

- Plötzliches Engegefühl
- Atemnot (obwohl das Baby ja zum Zeitpunkt vor der Geburt noch nicht atmet, wird aber der Brustkorb stark zusammengedrückt, dieser Druck wird unter der geburtstraumatischen Atemnot immer wieder neu empfunden)
- Druckgefühl des Kopfes
- Herzrasen
- Unruhe
- Kalter oder heißer Schweiß
- Einsamkeit
- Unbestimmte, große Angst
- Prüfungsangst
- Vegetative Dystonie
- Gefühl von Lähmung
- Panikattacken

Viele posttraumatische Symptome sind subtiler: Das Gefühl, im Leben nicht vorwärts zu kommen, das Gefühl, kurz vor einem Ziel auf der Stelle zu treten, das Gefühl, nie genug Raum von anderen zu erhalten oder übersehen zu werden, die fehlende Fähigkeit, sein Charisma voll zu entfalten, die Angst, verlassen zu werden.

Viele Konflikte zwischen Kindern und Eltern können hierin begründet sein: Aus der Angst, nicht von ihnen geborgen oder beschützt zu sein, wird eine Ablehnung gegen Schutz, Geborgenheit und diejenigen, die ihn vermitteln wollen – die Eltern.

Ist das Geburtstrauma groß genug, finden wir beim Erwachsenen in der Tiefenentspannung dann Programme, die lauten können: »So etwas, was meine Mutter bei meiner Geburt erleben musste, tue ich mir niemals selbst an«, oder »So etwas tue ich meinem Kind nicht an.« Bei Männern finden wir: »Ich setze meine Frau der Gefahr einer Entbindung nicht aus, deshalb werde ich kein Kind mit ihr zeugen.« Solche inneren und immer unbewussten Haltungen zu Zeugung und Empfängnis entstehen sowohl aus eigenen Erfahrungen, sie werden darüber hinaus auch vererbt: von den Eltern übernommen im Rahmen des Brutpflegeverhaltens. Der Tod einer Urgroßmutter im Kindbett beispielsweise schafft große Komplikationen in der Nachkommenschaft und zwar über mehrere Generationen: Die Schuld des Kindes am Tod seiner Mutter, die Schuldzuweisung an den Erzeuger dieses Kindes. Aus dieser Sicht kann der Liebesakt dann unterbewusst als »potenzieller Mord« gesehen werden und er kann sich in der familiären Linie lange und über Generationen hinweg halten.

Es gibt auch ganz wundervolle Geburten, und es ist bemerkenswert, dann das Glück rund um eine solche Geburt in Gesten und Gefühlserleben desjenigen erleben zu dürfen, der sich in tiefer Entspannung auf die Reise zurück zum Zeitpunkt seiner Geburt gemacht hat. Solche Geburten stehen immer im Zusammenhang mit sehr kundigen und erfahrenen Hebammen, die um den Tanz von Mutter und Kind noch wissen und ihn zu schützen wissen.

Das Erleben der eigenen Geburt für Selbsterfahrung oder Heilung nennt man Rebirthing und dies kann therapeutisch begleitet werden. Doch auch ohne eine Begleitung kann man schon einmal in sein Geburtserlebnis hineinschnuppern, dies ist eine Ihrer Vorstellungskräfte. Schnuppern Sie also gerne schon einmal in Ihre Geburt. Bauen Sie sich ein Gefühl von vollkommener Geborgenheit im Bauche Ihrer Mutter auf. Stellen Sie sich vor, wie es ist, wenn man eingebettet in lauwarmes Wasser kleine Purzelbäumchen macht, der Nähe der Mutter und all ihrer Liebe gewiss. Stellen Sie sich vor,

Sie hörten die Geräusche Ihrer Mutter, ihren Herzschlag, ihre Stimme, ihr Lachen. Stellen Sie sich vor, Sie fühlen alles, was Ihre Mutter fühlt, auch selbst. Genießen Sie diesen Zustand eine Weile, und tanken Sie dabei auf, als wären Sie im Urlaub!

Dann gehen Sie weiter. Stellen Sie sich vor, die Wehen setzten ein. Es wird eng um Sie herum, worüber Sie sich zunächst wundern. Sie werden in eine Richtung gedrängt und spüren, wie Ihr Kopf in den Geburtskanal eintritt. Sie spüren, wie es drückt. Und sobald Sie weit genug in den Geburtskanal eingetreten sind, wird es auch richtig dunkel. Vieles kann Ihnen nun in den Sinn kommen:

- Ich fühle mich allein.
- Ich habe Angst.
- Ich habe keinen Raum.
- Ich komme nicht mehr weiter.
- Ich kann das, was vor mir liegt, nicht schaffen.

Stellen Sie sich nun vor, Sie drehten sich ein wenig in Ihrem dunklen Tunnel, so lange, bis Sie eine Stelle finden, an der es heller zu sein scheint. Bewegen Sie sich auf diese Stelle zu, ja, Sie können sich tatsächlich ein wenig bewegen. Bewegen Sie ganz leicht Ihre Schultern, und Sie werden spüren, wie Sie vorwärts kommen, ja Sie können sich sogar mit den Beinen unterstützen, ganz leicht, ganz sanft. Schauen Sie nach dem Licht, es leuchtet Ihnen vom großen Tor zwischen den Welten her zu.

Im Moment der Geburt sind unsere Geburtsorgane tatsächlich in der Position eines solchen Tores. Noch nie habe ich in der Tiefenentspannung einen Menschen erlebt, der dieses »Tor« durchschritt und dabei eine anatomische oder reale Sicht hatte. Selbst dann nicht, wenn er es erwartet hätte. Es ist vielmehr immer so, dass es eine Art »Filmriss« gibt, und der Patient liegt, zumeist allein, versorgt und bekleidet im Babybettchen. So, als befände man sich zunächst in der einen Welt, nähere sich dem Licht und sei dann auch schon übergangslos in der nächsten Welt. Es ist, als wechsle man die Welten. So kamen wir dazu, die Geburt und den Muttermund »Das große Tor zwischen den Welten« zu nennen, und es mag ein weiterer Aspekt sein, dass in der sexuellen Vereinigung zwischen Mann und Frau immer auch eine Annäherung an dieses Weltentor stattfindet und so eine tief in uns verankerte Sehnsucht dorthin zum Ausdruck bringt.

Die Hollywood-Version unseres Geburtserlebnisses ist so einfach wie wichtig: Fügen Sie an jeder Stelle gedanklich den Satz hinzu: »Mama ist da!« Je nachdem, ob Sie ein Mamakind oder Papakind sind, wird entweder dieser Satz oder aber »Papa ist da« Sie emotional unterstützen. Probieren Sie es aus.

Stellen Sie sich Ihre Situation im Geburtskanal in dem Bewusstsein vor: »Draußen vor dem Tor sind Mama und Papa, die mich lieben und sich auf mich freuen. Ich kann mir aussuchen, auf wessen Armen ich lande. In ihren Gedanken sind beide jetzt bei mir, haben all ihre Aufmerksamkeit und Freude nur auf mich gerichtet und ihre Liebe umgibt mich wie ein schützender Mantel, jetzt in diesem Moment und später auch in meinem ganzen Leben.«

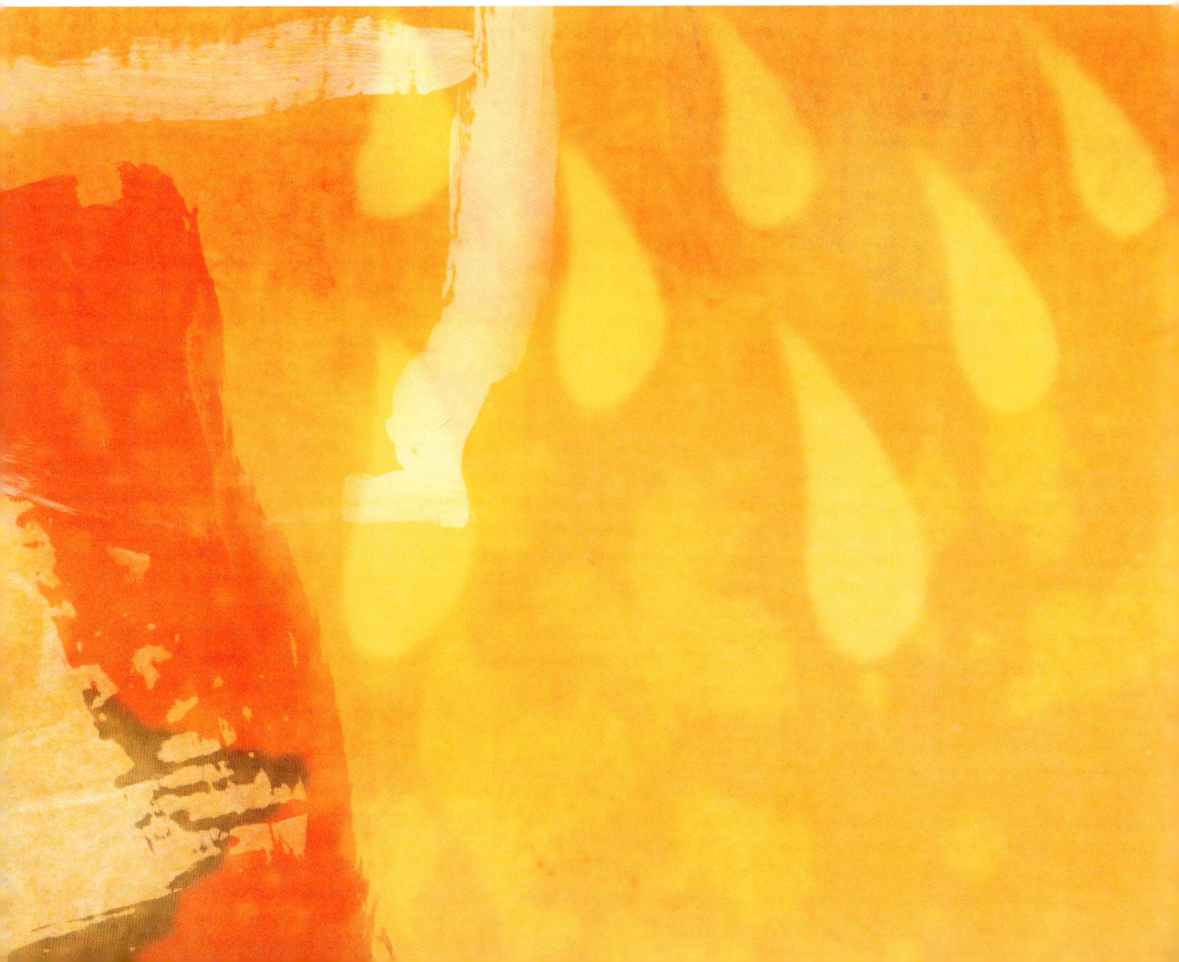

Bleiben Sie eine Weile in dieser Liebe und spüren Sie in Ihr Glück, lassen Sie sich von diesem Punkt der Glückseligkeit berühren.

Wenn Sie eine solche »Reise« einmal unternommen haben, dann können Sie immer wieder und jederzeit in diese glückliche Situation zurückkehren und dort Vertrauen und Selbstbewusstsein auftanken. Gönnen Sie sich diese emotionale Tankstelle.

Je öfter Sie »dort« waren, desto leichter finden Sie wieder hin.

Und falls Ihre Gefühle dennoch durch irgendetwas getrübt sein sollten, macht das gar nichts.

Dann wiederholen Sie die Übung bei Gelegenheit. – Schauen Sie zu, wie Sie Ihrer eigenen Glückseligkeit immer näher kommen in dem Wissen, dass eine Heilung der Gefühle von selbst stattfindet.

Übung
Die drei Sätze der Maria Magdalena

Ich bin du und du bist ich.
Gehe und vertraue!
Lerne die Natur der Dinge und erfahre dich in ihr!

1. Schließen Sie die Augen und sagen Sie leise:
   Ich bin du und du bist ich.

   Lassen Sie verschiedene innere Bilder in sich aufkommen, die diesem Satz entsprechen.

   Stellen Sie sich vor, wie Sie vielleicht selbst einmal das Einssein mit Ihrer Mutter erlebten. Stellen Sie sich vor, Sie wohnten geborgen und wohlbehütet im schwangeren Bauch Ihrer Mutter. Fühlen Sie, wie Ihre Mutter und Sie eins sind.

   Stellen Sie sich auch vor, Sie selbst werden eine Mutter sein und für die Zeit der Schwangerschaft und die ersten Jahre danach eins sein mit Ihrem Kind. Achten Sie auf Ihre Gefühle.

Tauschen Sie auch gerne die Rollen, seien Sie selbst Ihr eigenes Kind, welches sich auf das große Abenteuer einlassen soll, eins mit Ihnen als Mutter zu werden. Und achten Sie genau darauf, wie sich das für Ihr Kind anfühlt.

Lassen Sie Ihren Gefühlen und Ihren Bildern vollkommen freien Lauf.

Wenn Sie hier Widerstände spüren, dann ist dies wohl ein guter Zeitpunkt, diese verletzten Gefühle zu heilen. Beobachten Sie Ihre Gefühle genau und verlassen Sie sich dabei auf Ihr inneres Reparatursystem.

2. Schließen Sie die Augen und sagen Sie leise:
   Gehe und vertraue!

Gehen Sie zurück zum Zeitpunkt unmittelbar nach Ihrer Geburt. Stellen Sie sich vor, Ihre Mutter sagt in diesem Moment zu Ihnen: Gehe und vertraue!

Lassen Sie alle Gefühle zu und bringen Sie sie gegebenenfalls in Ordnung. Wiederholen Sie die Übung, falls das nicht gleich gelingen sollte. Ich verrate Ihnen, dass dies den wenigsten Menschen auf Anhieb gelingt. Vertrauen in das Leben an sich und auch in den Vorgang der Geburt sind sehr wichtige psychologische Kriterien in der Kinderwunschzeit. Eine gute Gelegenheit also, um alten Schmerz heilen zu lassen und sich vorzubereiten, eines Tages voller Vertrauen selbst zu gebären.

Sollten Sie Ihre Mutter vermissen, dann suchen Sie sie, bis Sie geborgen in ihren Armen liegen. Sollten Sie frieren, dann stellen Sie sich vor, dass jemand Sie zudeckt und wärmt. Sollten Sie traurig sein, warum auch immer, dann nehmen Sie den Trost Ihrer Mutter an. Stellen Sie sich dies auch mit Ihrem Vater vor.

3. Schließen Sie die Augen und sagen Sie leise:
Lerne die Natur der Dinge und erfahre dich in ihr!

Gehen Sie nun gerne vor in die Zeit, als Sie Laufen lernten. Stellen Sie sich vor, wie Ihre Mutter sagt: Lerne die Natur der Dinge und erfahre dich in dir. Nehmen Sie alle von Ihrer Mutter ausgehende Geborgenheit an und machen Sie sich offenen Herzens und vollkommen frei von Angst auf Ihren eigenen Weg ins Leben.

Stellen Sie sich später vor, wie Sie dies einst Ihrem eigenen Kind sagen werden.

Sie sehen es selbst: Jeder dieser drei Sätze steht für sehr tiefe und manchmal verborgene Gefühle in uns.

Die damit verbundenen Gefühle rein und positiv zu erleben, ist auch außerhalb der Kinderwunschzeit eine Quelle des Vertrauen ins Leben an sich. Spielen Sie mit diesen Sätzen und lassen Sie sich nicht entmutigen, wenn Sie nicht gleich alles himmelhochjauchzend erleben. Schauen Sie sich Ihre Gefühle zunächst an, und erfinden Sie nach und nach Ihre persönliche Hollywoodversion dieser drei Sätze.

Empfängnis

Wissenschaftlich betrachtet haben wir nicht die geringste Ahnung, was sich bei der Empfängnis abspielt. Suchen wir im Unterbewusstsein nach ihr, dann finden wir zumindest häufig Emotionen, die wir für den Augenblick der Empfängnis in uns gespeichert haben. Und zwar aus der Sicht von Mutter, Vater oder Kind.

Wenn Frauen mich anrufen oder mir schreiben, um mir von ihren positiven Schwangerschaftstest oder der Geburt ihrer Kinder zu erzählen, wenn mir der Postmann ein Babyfoto bringt, dann ist dies oft der Augenblick, in dem sie mir auch den »mystischen« Teil ihrer Empfängnis anvertrauen. Dies sind Geschichten, die man eigentlich niemandem erzählen kann, keiner

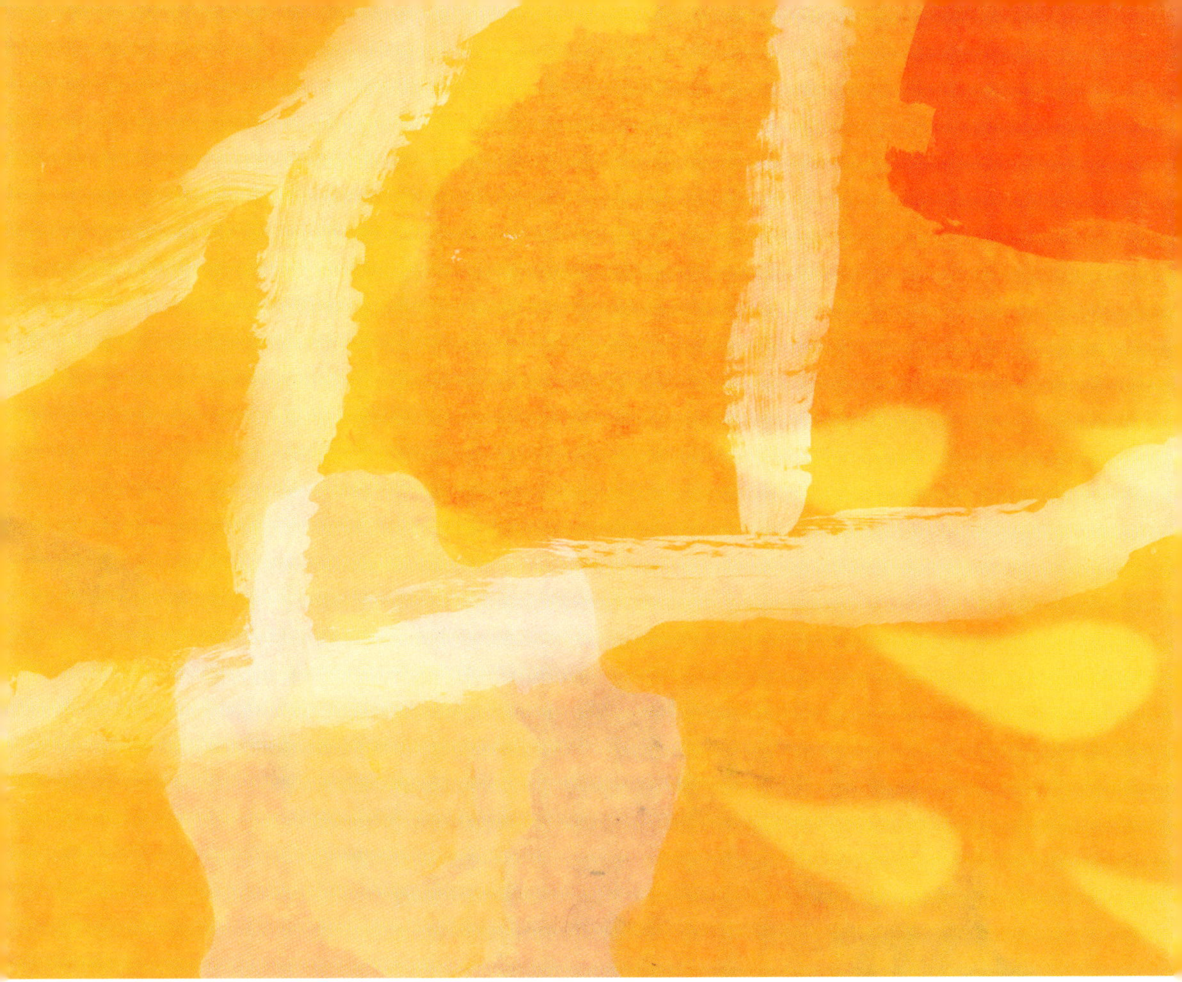

Arbeitskollegin, keinem Arzt, kaum einer Freundin. Die Geschichten sind aber da! Es sind geheimnisvolle Herzensgeschichten, und ich kenne viele von ihnen. Ich hatte Ihnen schon in Kapitel III und IV von Frauen berichtet, die die Nähe ihrer Kinder in der Zeit vor der Empfängnis immer deutlicher spüren konnten, manche empfanden sie als Licht, welches sich auf sie zu bewegte, andere wieder fühlten einfach ihre Präsenz, und wieder andere hatten einen so deutlichen Kontakt, dass sie schon einige Charaktereigenschaften ihres Kindes zu kennen glaubten, oder sie träumten ganz einfach von ihnen.

Was auch immer sich hier verbergen mag, es sind Geschichten, die man gerne als Märchen auffassen darf, vor allem aber sind es Visionen, die in unserem Innern positive Bilder schaffen können.

Ich möchte Ihnen deshalb die Darstellung einer bevorstehenden Empfängnis aus der Sicht eines Wunschkindes nicht vorenthalten. Es ist das Protokoll einer Hypnosesitzung etwa sechs Monate vor der Empfängnis eines Kindes. (Das wussten wir damals natürlich noch nicht.)

In tiefer Entspannung wurde ein Kontakt von der Mutter zum Wunschkind aufgenommen, nun spricht es selbst.

Ich werde für uns da sein, nicht für dich.

Ich brauche deine Liebe,
aber mein Zweck ist nicht, dass du etwas zum Lieben hast.

Ich brauche deinen unbedingten Schutz,
aber ich bin nicht da, damit du etwas zum Schützen hast.

Ich werde dir Erfahrung bringen, aber ich bin nicht deine Erfahrung.

Ich mache dich nicht zur Mutter,
denn wichtig ist nur, dass ich Kind sein kann.

Es geht um mich.
Was ich mitbringe, bringe ich nicht dir, nicht euch,
ich bringe es einfach nur.

Ich werde als unbeschriebenes Blatt zu dir kommen.

Ich komme zu dir durch meinen Punkt der absoluten Glückseligkeit.

Das ist möglich in dem Moment,
wo dein Punkt der absoluten Glückseligkeit haargenau über dem meines Vaters liegt.

Das ist möglich in dem Moment,
wo ich meinen Punkt ganz genau über den euren lege,
und wir alle für eine kurze Zeit nur,

zu einem einzigen Punkt geworden sind.
Zu einer einzigen Glückseligkeit.

In diesem Augenblick lese ich meinen Vater ein,
damit ich mitbringen kann, was er zur Heilung seiner Glückseligkeit braucht,
das wird eng werden,
halte ihn also ein klein wenig länger dort fest als sonst,
damit ich genügend Zeit dafür habe.

Dann komme ich zu dir und wir werden eins.

An dem Tag, an dem ich geboren werde,
wirst du dich selbst noch einmal gebären,
und du wirst meinen Vater noch einmal gebären,
weil er sich nicht selbst gebären kann.

Gehe und vertraue!

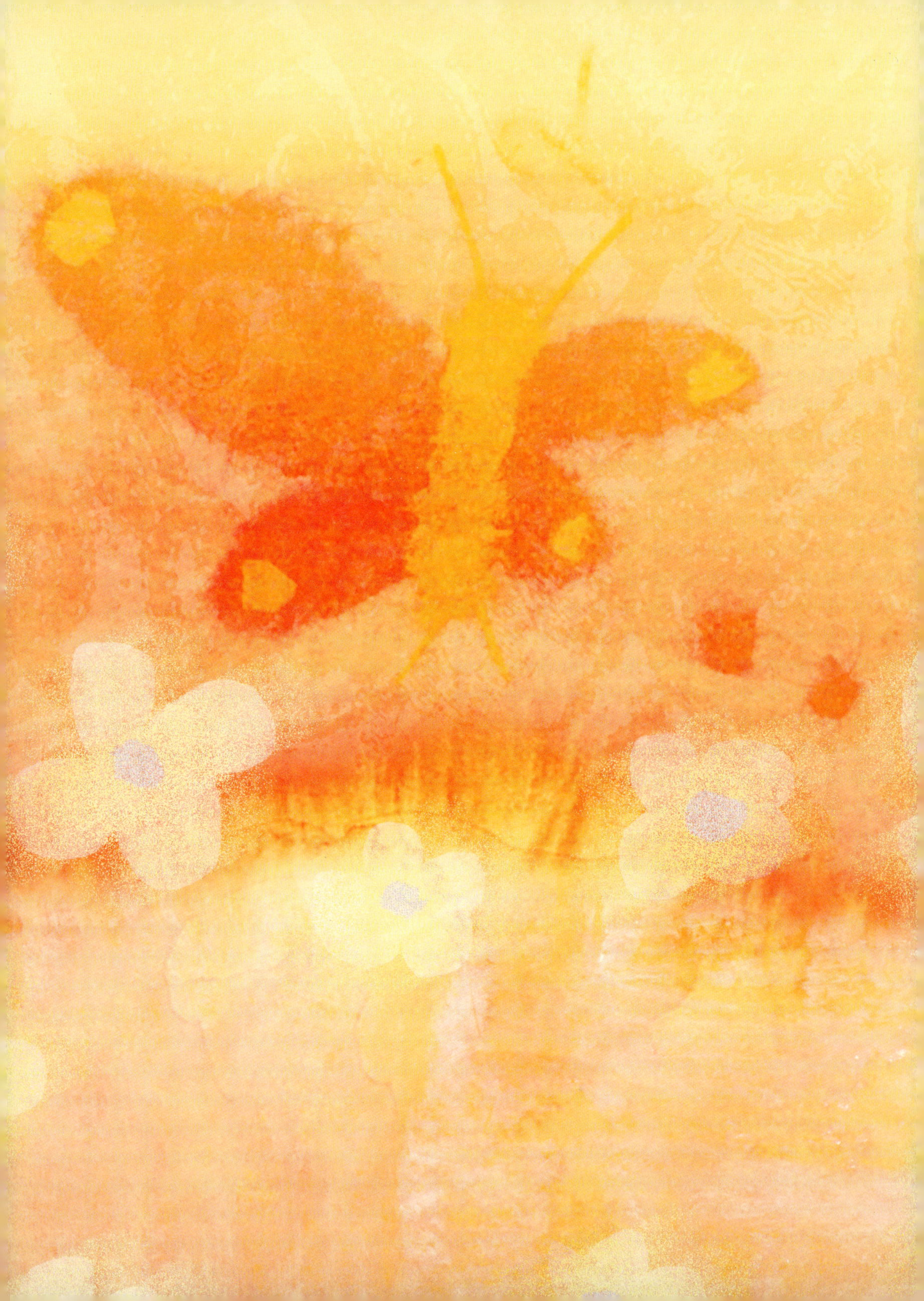

Literatur

Ute Auhagen-Stephanos: Wenn die Seele nein sagt. Unfruchtbarkeit - Deutung, Hoffnung, Hilfe. München 2002

Robin Baker: Krieg der Spermien. Bergisch Gladbach 1999

Ewald Becherer/Adolf E. Schindler (Hg): Endometriose. Rat und Hilfe für Betroffene. Stuttgart 2002

Maria Hechensteiner: Orchideenblüten - Mein Weg zum Wunschkind. Ein Mutmacher-Tagebuch für ungewollt kinderlose Frauen. Würzburg 2003

Theresia Maria de Jong: Im Dialog mit dem Ungeborenen. Petersberg 2004

Uta König: Wir wollen ein Baby. Von Mönchspfeffer bis In-Vitro. Reinbek 2003

Angelika Koppe: Mut zur Selbstheilung. Innere Körperreisen und Visualisierungen nach der Methode Wildwuchs. Würzburg 2004

Margret Madejsky: Alchemilla. Eine ganzheitliche Kräuterheilkunde für Frauen. München 2000

Werner Meinhold: Psychotherapie in Hypnose. Mannheim 1993

Christiane Northrup: Frauenkörper–Frauenweisheit. München 1998

Adelheid Ohlig: Die bewegte Frau. Luna Yoga für Gesundheit und Lebenslust. München 2004

Adelheid Ohlig: Luna-Yoga. Der sanfte Weg zu Fruchtbarkeit und Lebenskraft. Tanz- und Tiefenübungen. München 1991

Martin Spiewak: Wie weit gehen wir für ein Kind? Im Labyrinth der Fortpflanzungsmedizin. Frankfurt/Main 2002

Nancy Thayer: Ein Morgen am Meer. München 2000

Judith Uyterlinde: Eisprung. Eine Geschichte über die Liebe und den Wunsch nach einem Kind. München 2002

Birgit Zart: Babygeflüster, BoD, Norderstedt 2005

Die Autorin

Birgit Zart, 1960 in Berlin geboren, ist seit 20 Jahren als Heilpraktikerin und Homöopathin mit eigener Praxis tätig. Sie gilt in Deutschland als Pionierin der alternativen Kinderwunschtherapie. Die von ihr entwickelte Methode verbindet Elemente aus der Naturheilkunde, der Homöopathie, der Tiefenpsychologie und der systemischen Aufstellungsarbeit. Birgit Zart, auch die Babyflüsterin genannt, half unzähligen Frauen dabei, wieder Hoffnung und Lebensfreude zu gewinnen. Neben ihrer Praxistätigkeit gibt Birgit Zart zahlreiche Seminare in Deutschland und Österreich und hat 2005 den ersten Kinderwunsch-Kongress ins Leben gerufen. 2005 erschien auch ihr erstes Buch *Babygeflüster. Eine Gebrauchsanleitung für die Kinderwunschzeit.* Sie lebt mit ihrem Mann und ihren drei Söhnen in der Nähe von Berlin.

Kontakt

Birgit Zart
Alte Gärtnerei 7
14669 Ketzin, Ortsteil Tremmen
Telefon 0332 338 31 05
E-Mail biggi@kinderwunschhilfe.de
www.kinderwunschhilfe.de
www.kinderwunschweg.de

Mehr von Birgit Zart

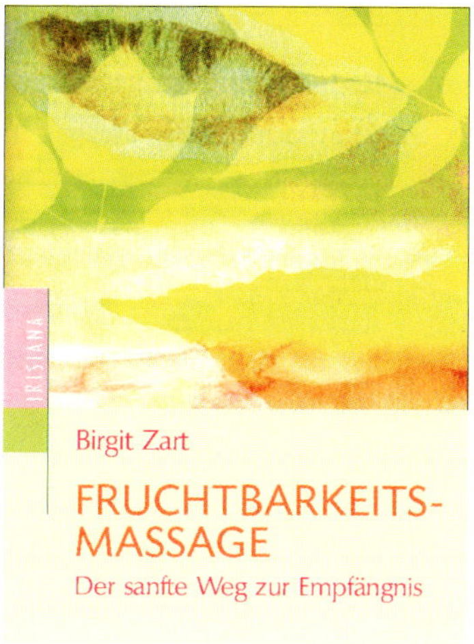

Birgit Zart

Fruchtbarkeitsmassage

Der sanfte Weg zur Empfängnis

128 Seiten, Broschur
ISBN 978-3-7205-2808-5

Birgit Zart, Heilpraktikerin, Homöopathin und Hypnotherapeutin, hat mit der von ihr in Deutschland eingeführten Fruchtbarkeitsmassage vielen Frauen zum lange ersehnten Wunschkind verholfen. Die Erfolge ihrer Heilmassage sind mittlerweile weit verbreitet. In diesem Ratgeber gibt Birgit Zart jetzt erstmals eine ausführliche Einführung in diese sanfte Methode. Zahlreiche Fotos und detaillierte Beschreibungen sorgen dafür, dass auch Laien die Massage leicht erlernen und problemlos zu Hause durchführen können.